Problèmes d'anxiété
Nouvelles solutions naturelles

Avertissement

L'équipe de rédaction des Éditions Cardinal est composée de journalistes et d'auteurs soucieux de fournir aux lecteurs les informations les plus récentes et les plus éclairées en matière de santé. Tous s'appuient sur des données validées par les groupes de recherche et les spécialistes les plus respectés. Toutefois, ces informations ne sauraient remplacer le médecin lorsqu'il s'agit de poser un diagnostic, de donner un avis médical ou de prescrire un traitement à un patient. C'est la raison pour laquelle l'éditeur décline toute responsabilité dans l'usage que pourraient faire les lecteurs des produits et conseils mentionnés. La personne qui suivra les recommandations de cet ouvrage le fera sous sa seule responsabilité.

Pierre Laroche

Problèmes d'anxiété
Nouvelles solutions naturelles

LES ÉDITIONS
CARDINAL

Pierre Laroche

Problèmes d'anxiété
Nouvelles solutions naturelles

Illustration de la page couverture : Ninon Pelletier
Conception graphique de l'ouvrage : Luc Sauvé
Révision : Rachel Fontaine

ISBN : 2-920943-19-7

Dépôt légal – Bibliothèque Nationale du Canada, 2006
Bibliothèque Nationale du Québec, 2006

Nous reconnaissons l'aide financière du gouvernement du Canada par l'entremise du Programme d'aide au développement de l'industrie de l'édition (PADIÉ) pour nos activités d'édition ainsi que le gouvernement du Québec - Programme de crédits d'impôts pour l'édition de livres et Programme d'aide à l'édition et à la promotion - Gestion SODEC.

Canada

Société de développement des entreprises culturelles
Québec
• Ministère de la Culture et des Communications

Les Éditions Cardinal
10 - 38 Place du Commerce
C.P. 538
Île-des-Sœurs, QC
H3E 1T8

Imprimé au Canada

Introduction

Si vous vous êtes procuré ce livre, c'est certainement que vous ressentez, périodiquement ou en permanence, une inquiétude doublée de tension qui vous préoccupe ou même vous indispose. Ou peut-être est-ce un de vos proches qui se dit dans un tel état, à qui vous voulez venir en aide.

Vous prenez peut-être des médicaments pour atténuer votre anxiété ou avez suivi une ou des psychothérapies. Ces moyens vous aident-ils ? En avez-vous besoin pour fonctionner normalement ?

Si l'anxiété vous empêche de travailler avec efficacité, si elle perturbe vos relations avec les autres, si elle vous gâche la vie, alors vous souffrez sans doute d'un trouble de l'anxiété qui se doit d'être traité. Mais sachez que vous pouvez faire beaucoup pour améliorer votre état par vous-même, sans nécessairement recourir à des médicaments ou à un psychothérapeute.

Ce livre vous propose des moyens tout à fait naturels pour combattre votre anxiété, que celle-ci soit périodique et légère, ou qu'elle soit considérée comme un trouble de l'anxiété. Ces moyens ne remplacent pas les médicaments ni l'aide d'un psychothérapeute, mais ils peuvent grandement favoriser l'efficacité des traitements classiques. Il est même possible que vous arriviez à vous passer de médicaments.

Pour vous rassurer dès le départ (c'est toujours le premier pas à faire quand on veut lutter contre l'anxiété), disons que vous n'êtes pas tout seul. L'anxiété est en effet un problème de civilisation qui a pris des proportions gigantesques. Plusieurs facteurs environnementaux semblent jouer un rôle important dans l'augmentation de ce problème, sinon dans l'apparition des troubles anxieux, que les autorités en santé publique considèrent maintenant comme des «maladies mentales». C'est ce que l'on appelle les causes circonstancielles de l'anxiété, ou celles qui l'entretiennent, et qui s'ajoutent à des facteurs prédisposants comme l'hérédité ou des problèmes neurophysiologiques.

Des exemples de facteurs d'anxiété dans l'environnement? La vie trépidante que nous menons, la pression à la consommation, la pression à la performance, les changements incessants (y compris les changements d'emploi, de conjoint, de domicile et de technologie), le transport quotidien, la perte de repères sûrs en termes de valeurs, les catastrophes, les attentats terroristes et les guerres partout sur la planète dont les médias nous abreuvent à longueur de jour.

Pas étonnant que les troubles de l'anxiété soient la catégorie de maladies mentales la plus importante en Amérique du Nord, touchant près d'un adulte sur cinq. Il en coûte plus de 42 milliards de dollars par année pour traiter ces troubles aux États-Unis, soit environ le tiers des dépenses de santé de nos voisins.

Au Canada, on a étudié sur le plan statistique l'un des troubles de l'anxiété les plus répandus, l'anxiété sociale (qu'on appelle aussi «phobie sociale»). On a ainsi appris que plus de deux millions de Canadiens et de Canadiennes ont déjà éprouvé des symptômes d'anxiété sociale au cours de leur vie, soit environ 8 % de la population. Ce trouble, comme d'ailleurs l'anxiété générale, les phobies spécifiques et le trouble panique, atteint deux fois plus de femmes que d'hommes.

Nous allons revenir sur chacun des troubles anxieux au deuxième chapitre, car il existe des traitements appropriés à chacun d'eux. Mais sachez que les solutions naturelles que nous vous proposons par la suite s'appliquent généralement à tous les troubles de l'anxiété. Cela signifie que même si on n'a jamais diagnostiqué avec précision un trouble de l'anxiété chez vous, ou que votre anxiété peut être considérée comme acceptable parce que vous arrivez tout de même à fonctionner convenablement malgré les malaises qu'elle vous cause, vous pouvez expérimenter les moyens proposés sans danger; au pire vous n'observerez que peu de changement dans votre état, au mieux vous vous sentirez beaucoup mieux et apprécierez la vie davantage.

DÉFINITIONS

Avant d'aller plus loin, il convient de définir l'anxiété avec précision, car c'est un terme que l'on peut confondre volontiers avec d'autres mots, comme peur, stress ou dépression. L'ambiguïté vient notamment des définitions variées que l'on donne au mot anxiété.

Au sens commun, l'anxiété est une «vive inquiétude née de l'incertitude d'une situation, de l'appréhension d'un événement» (Larousse); cette inquiétude est tout à fait normale et s'apaise ou disparaît quand la situation est passée ou que l'événement est arrivé ou ne menace plus. En psychologie, l'anxiété se définit comme un «état émotionnel de tension nerveuse, de peur, fort et souvent chronique» (encore Larousse); c'est comme si on disait que l'inquiétude reste permanente, indépendamment des situations ou des événements. La psychiatrie enfin définit l'anxiété comme un «état psychique caractérisé par l'attente d'un danger imminent indéterminé, accompagnée de malaise, de peur et de sentiment d'impuissance» (toujours Larousse).

L'indétermination du danger, les malaises parfois très sérieux sur le plan mental et physique, la persistance de l'état psychique dysfonctionnel ont conduit les psychiatres à répertorier une série de troubles de l'anxiété qui, bien que présentant quelques caractéristiques communes, sont très différents. Chacun des troubles pousse ainsi plus loin la définition originale (voir chapitre 2).

La *peur,* nous venons de le mentionner, est associée à l'anxiété, au point d'en être une composante essentielle. Cette émotion, tout à fait naturelle devant un danger réel, ne suffit cependant pas à définir l'anxiété, plus complexe, surtout quand celle-ci se manifeste comme un trouble mental.

Il en va de même du *stress,* un mot plus récent que peur, d'abord inventé pour définir l'ensemble des perturbations biologiques et psychiques qui se produisent quand nous sommes agressés, mais qui a vite pris le sens populaire de «tension nerveuse». Il est évident qu'en ce sens, l'anxiété a une forte composante de stress, même en l'absence de toute agression.

La *dépression* enfin est un état pathologique distinct des troubles de l'anxiété, bien que celle-ci puisse y conduire. Il y a cependant une similitude des médicaments utilisés pour combattre l'une et l'autre.

SAVOIR DE QUOI VOUS SOUFFREZ

Cela reste peut-être confus dans votre tête, même si vous avez déjà consulté des professionnels de la santé pour ce que vous interprétiez comme de l'anxiété ou un stress excessif. Il reste néanmoins important que vous sachiez si votre anxiété est légère et modérée ou si vous souffrez vraiment d'un trouble de l'anxiété qui peut être diagnostiqué comme tel. C'est important parce qu'il y a des traitements efficaces pour chacun des troubles de l'anxiété, également parce que vous pourrez mieux savoir dans quelle mesure les traitements naturels, tout particulièrement ceux que vous pouvez entreprendre vous-même, pourront vous aider.

Vous avez peur de consulter ? N'est-ce pas là un indice de plus de votre anxiété ? Vous craignez peut-être un diagnostic de maladie mentale, ou qu'on ne vous prenne pas au sérieux ? Vous redoutez peut-être qu'on vous prescrive des médicaments dont vous deviendriez dépendant (si ce n'est déjà fait) ? Chose certaine, il faut mieux chercher de l'aide – si ce n'est pas auprès de professionnels de la santé, vous pouvez toujours parler de vos problèmes à quelqu'un en qui vous avez confiance – que de toujours reporter (la procrastination et l'indécision sont d'autres indices d'anxiété) et de vous enfermer dans une spirale de solitude anxieuse qui peut conduire à la dépression.

UN APERÇU

Les tests du premier chapitre peuvent vous aider à mesurer votre niveau d'anxiété et à prendre une décision. Vous pourrez aussi mieux circonscrire les points sur lesquels il y aurait peut-être lieu d'intervenir. C'est aussi une excellente façon de vous préparer à une rencontre avec un professionnel de la santé.

Le second chapitre présente les troubles de l'anxiété, qui couvrent un champ plutôt vaste. Il est possible que vous souffriez de l'un de ces troubles, à un degré qui ne vous empêche pas de fonctionner, mais qui vous ennuie, vous cause fréquemment de l'inquiétude ou perturbe certaines de vos activités.

Au troisième chapitre, nous jetons un coup d'œil aux médicaments et aux psychothérapies qui constituent le fer de lance de la plupart des traitements classiques. Non pour les désavouer, mais pour mieux vous informer et sans doute vous inciter à réfléchir sur leurs effets et leur efficacité si on vous a déjà proposé ces solutions ou que vous en avez fait l'expérience.

Avec le quatrième chapitre commence la description des traitements naturels proprement dits. Tout d'abord, l'attitude. Comment faire face à votre problème d'anxiété, et surtout envisager ce que vous pouvez faire pour vous-même.

Le cinquième chapitre présente divers moyens de relaxation, du corps et de l'esprit, car la relaxation est une condition majeure pour résoudre des problèmes d'anxiété, y compris pour maximiser l'efficacité des traitements classiques.

Au sixième chapitre, nous passons en revue les plantes médicinales qui aident à soulager les symptômes de l'anxiété. Il y a quelques «championnes» qui ont fait leurs preuves parmi ces plantes, notamment le millepertuis, la valériane et la fleur de la passion. Ce sont des produits de santé naturels, à prendre cependant avec toutes les précautions requises.

Le septième et dernier chapitre formule des suggestions sur le mode de vie. Vous pouvez en effet agir sur plusieurs facteurs circonstanciels qui déclenchent, favorisent ou maintiennent votre anxiété. L'alimentation, l'exercice et le sommeil sont les trois champs principaux dans lesquels nous pouvons modifier des habitudes.

Chapitre 1

Jusqu'à quel point êtes-vous anxieux ?

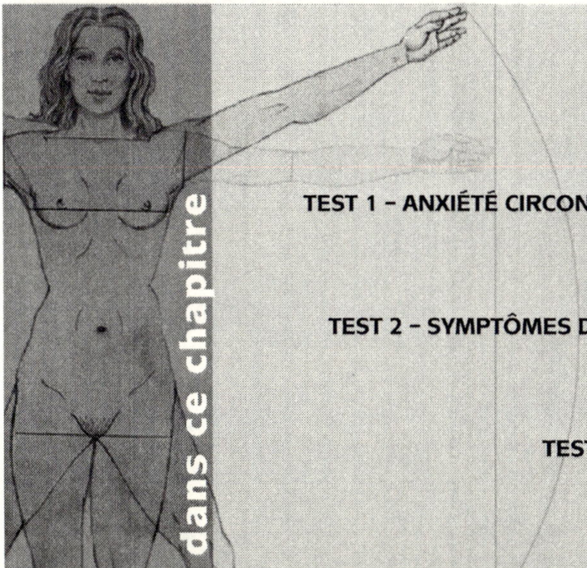

dans ce chapitre

Les tests d'anxiété que vous pouvez trouver dans des livres ou sur Internet ne sont ni des jeux ni des outils de diagnostic. C'est une approche initiale qui peut vous aider à mieux évaluer votre anxiété et peut-être à consulter en vue d'un diagnostic sérieux et d'un traitement approprié.

Par exemple, soumettez-vous au test sur Internet dont l'adresse apparaît dans l'encadré qui suit. Il suffit de répondre aux questions, et on calcule instantanément pour vous votre niveau d'anxiété.

Test d'anxiété sur Internet

www.queendom.com/tests_french/health/anxiety_fr.html

Voici deux autres tests, adaptés de *Healing Anxiety with Herbs*[1], qui pourraient vous permettre de découvrir votre niveau d'anxiété.

---

1. Par Harold H. Bloomfield, M.D., Harper Collins, 1998.

TEST 1 – ANXIÉTÉ CIRCONSTANCIELLE

Pour chacune des situations suivantes, indiquez le niveau d'anxiété qu'elle suscite chez vous sur une échelle de 0 à 3 :

0 = aucune anxiété 1 = un peu d'anxiété 2 = anxiété modérée 3 = beaucoup d'anxiété

1. Rentrer à la maison alors qu'il n'y a personne qui vous attend	0	1	2	3
2. Aller vous coucher	0	1	2	3
3. Vous lever le matin	0	1	2	3
4. Conduire une voiture	0	1	2	3
5. Prendre l'avion	0	1	2	3
6. Prendre l'ascenseur	0	1	2	3
7. Vous trouver dans une foule	0	1	2	3
8. Mourir	0	1	2	3
9. Parler au téléphone avec des inconnus	0	1	2	3
10. Faire un achat ou un investissement d'importance	0	1	2	3
11. Parler en public	0	1	2	3
12. Manger seul au restaurant	0	1	2	3
13. Vous trouver dans un lieu clos	0	1	2	3
14. Faire la file	0	1	2	3
15. Faire vos bagages en vue d'un voyage	0	1	2	3
16. Donner ou recevoir un cadeau	0	1	2	3
17. Faire connaissance avec des étrangers dans une soirée	0	1	2	3

18. Voir du sang	0	1	2	3
19. Parler à des gens en autorité	0	1	2	3
20. Être critiqué	0	1	2	3
21. Aller dans des toilettes publiques	0	1	2	3
22. Avoir l'impression qu'on vous dévisage	0	1	2	3
23. Discuter d'un problème avec un être cher	0	1	2	3
24. Avoir des problèmes financiers ou des comptes en souffrance	0	1	2	3
25. Respecter les échéances	0	1	2	3
26. Passer des tests ou vous faire évaluer	0	1	2	3
27. Être pris dans un embouteillage	0	1	2	3
28. Arriver à temps aux rendez-vous	0	1	2	3
29. Garder les choses propres et en ordre	0	1	2	3
30. Vous montrer à la hauteur en matière de sexualité	0	1	2	3
31. Être vu nu ou en maillot de bain	0	1	2	3
32. Faire une erreur ou connaître un échec	0	1	2	3
33. Vous sentir rejeté sur le plan social ou au travail	0	1	2	3

Évaluation : Moins de 20 = faible niveau d'anxiété ou anxiété normale

20-39 = anxiété légère à modérée

40-59 = anxiété modérée

60 et plus = possibilité d'un trouble de l'anxiété

TEST 2 – SYMPTÔMES DE L'ANXIÉTÉ

Indiquez à quelle fréquence vous éprouvez les symptômes physiques et mentaux suivants sur une échelle de 0 à 3 :
0 = jamais 1 = parfois 2 = souvent 3 = très souvent ou tout le temps

1. Accélération du rythme cardiaque	0	1	2	3
2. Consommation excessive d'alcool, de drogue ou de médicaments	0	1	2	3
3. Douleurs ou raideur dans la poitrine	0	1	2	3
4. Douleurs subites inhabituelles	0	1	2	3
5. Engourdissement des lèvres, des doigts ou des orteils	0	1	2	3
6. Étourdissements ou évanouissements	0	1	2	3
7. Excès de table	0	1	2	3
8. Gorge serrée, sensation d'étouffement	0	1	2	3
9. Hyperventilation, difficulté à respirer	0	1	2	3
10. Hypocondrie (obsession des maladies)	0	1	2	3
11. Impatience	0	1	2	3
12. Maux de cou ou de dos	0	1	2	3
13. Maux de ventre	0	1	2	3
14. Nausées ou malaises digestifs	0	1	2	3
15. Nervosité, tension	0	1	2	3
16. Obsession de l'ordre	0	1	2	3
17. Obsession de la propreté	0	1	2	3
18. Obsession des détails	0	1	2	3

19. Panique	0	1	2	3
20. Pessimisme	0	1	2	3
21. Peur d'être dépassé par les événements	0	1	2	3
22. Peur d'être laid	0	1	2	3
23. Peur de devenir fou	0	1	2	3
24. Peur de l'humiliation	0	1	2	3
25. Peur du rejet ou du discrédit	0	1	2	3
26. Raideur des muscles faciaux	0	1	2	3
27. Retours sur les échecs	0	1	2	3
28. Sentiment d'insécurité	0	1	2	3
29. Sentiment de culpabilité	0	1	2	3
30. Sommeil difficile ou insomnie	0	1	2	3
31. Spasmes musculaires et faiblesse	0	1	2	3
32. Transpiration abondante	0	1	2	3
33. Tremblements	0	1	2	3

Évaluation : Moins de 20 = faible niveau d'anxiété ou anxiété normale

20-39 = anxiété légère à modérée

40-59 = anxiété modérée

60 et plus = possibilité d'un trouble de l'anxiété

Attention : les symptômes mentionnés peuvent être l'indice d'un autre problème de santé, ou même de plusieurs problèmes. Prenez bonne note des symptômes que vous avez évalués à 2 ou 3.

TEST DE STRESS

On peut aborder l'anxiété par le biais du stress. On sait que le stress est une composante importante de l'anxiété ou, à tout le moins, qu'un stress prolongé conduit à l'anxiété au point que les deux peuvent se confondre. Voici donc un test destiné à évaluer votre stress, adapté de *Overcoming Stress*[2].

Répondez aux questions suivantes :
J = jamais S = souvent T = toujours

1. Vous mettez-vous en colère quand les choses ne se passent pas à votre goût ?	J	S	T
2. Percevez-vous les gens que vous fréquentez comme agressifs à votre endroit ?	J	S	T
3. Êtes-vous impatient dans les files d'attente ou quand vous faites des courses ?	J	S	T
4. Vous sentez-vous coupable quand les choses tournent mal ?	J	S	T
5. Vous attardez-vous au bureau pour finir des tâches ?	J	S	T
6. Vous montrez-vous nerveux à l'endroit de vos supérieurs ou des figures d'autorité ?	J	S	T
7. Avez-vous des loisirs créatifs ?	J	S	T
8. Prenez-vous le temps de réfléchir sur votre vie et vos problèmes ?	J	S	T
9. Faites-vous de l'exercice, disons au moins trois fois par semaine ?	J	S	T

2. Coll. MedExpress. Trident Reference Publishing, 2005.

10. Y a-t-il un lieu calme et paisible où vous pouvez vous réfugier de temps en temps ?	J	S	T
11. Fumez-vous plus qu'un demi-paquet par jour ?	J	S	T
12. Mangez vous chaque jour des céréales complètes, des fruits et des légumes frais ?	J	S	T
13. Croyez-vous que des proches vous appuient quand vous avez peur ou que vous vivez de beaux moments ?	J	S	T
14. Votre vie sexuelle est-elle satisfaisante ?	J	S	T
15. Avez-vous des maux de tête ou de dos ?	J	S	T
16. Avez-vous des rhumes ou des malaises fréquents ?	J	S	T
17. Faites-vous des crises d'allergie ?	J	S	T
18. Avez-vous des problèmes digestifs ?	J	S	T
19. Avez-vous des palpitations cardiaques, arrive-t-il que votre cœur se mettre soudainement à battre plus rapidement ?	J	S	T
20. Avez-vous des sueurs même quand il fait froid ?	J	S	T
21. Dormez-vous bien ?	J	S	T
22. Avez-vous des variations d'humeur importantes que vous ne pouvez maîtriser ?	J	S	T
23. Prenez-vous des médicaments antidouleur, des somnifères ou des tranquillisants ?	J	S	T
24. Vous sentez-vous indifférent par rapport à ce qui se passe autour de vous ?	J	S	T
25. Vous sentez-vous fatigué ?	J	S	T

Résultats *(à la page suivante)*

Résultats :

Attribuez-vous 0 point si vous avez répondu *jamais* aux questions 1, 2, 4, 5, 6, 11, 15, 16, 17, 18, 19, 20, 24 et 25; et si vous avez répondu *toujours* aux questions 3, 7, 8, 9, 10, 12, 13, 14 et 21.

Attribuez-vous 1 point pour toute question à laquelle vous avez répondu *souvent.*

Attribuez-vous 2 points si vous avez répondu *toujours* aux questions 1, 2, 4, 5, 6, 11, 15, 16, 17, 18, 19, 20, 22, 23 et 24; et si vous avez répondu *jamais* aux questions 3, 7, 8, 9, 10, 12, 13, 14 et 21.

Interprétation :

Moins de 25 points : niveau de stress normal

25-35 points : risque modéré de souffrir d'anxiété; il y aurait lieu que vous modifiiez certains comportements ou des éléments de votre environnement; les plantes recommandées pour le traitement de l'anxiété peuvent vous être utiles

36-50 points : risque élevé d'anxiété, possibilité de trouble d'anxiété; consultation professionnelle suggérée, des modifications d'habitude de vie s'imposent, et les traitements naturels proposés dans ce livre ne pourront que vous aider.

Chapitre 2

Les troubles de l'anxiété

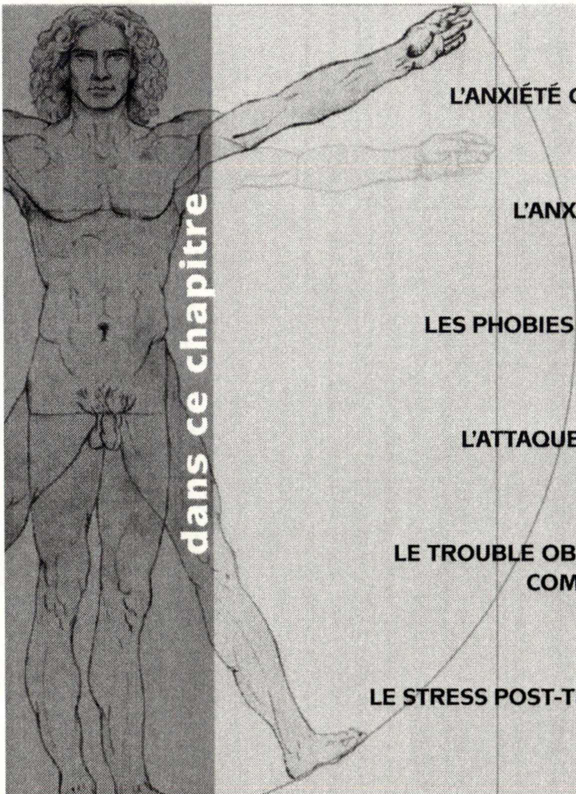

dans ce chapitre

Le *Manuel diagnostique et statistique des troubles mentaux* (DSM IV) de l'Association américaine de psychiatrie sert de référence dans toute l'Amérique du Nord pour répertorier les problèmes de santé dus à l'anxiété. On y trouve une section intitulée «Troubles anxieux», qui comprend l'attaque de panique, l'agoraphobie, le trouble panique avec ou sans agoraphobie, les phobies spécifiques, la phobie sociale, le trouble obsessionnel-compulsif, l'état de stress post-traumatique, l'état de stress aigu, l'anxiété généralisée, le trouble anxieux dû à une affection médicale et le trouble anxieux induit par une substance.

Nous ferons ici un bref survol des troubles les plus fréquents, surtout dans le but de vous permettre d'associer, le cas échéant, certaines des manifestations de votre propre anxiété à l'un d'eux. Il n'est évidemment pas question de diagnostic ici, mais plutôt d'informations qui pourraient vous orienter en vue d'une consultation avec un professionnel de la santé ou un spécialiste, et, éventuellement, du choix d'un traitement approprié.

L'ANXIÉTÉ GÉNÉRALISÉE

> L'anxiété généralisée commence souvent durant l'enfance ou l'adolescence, mais elle peut tout aussi bien apparaître à l'âge adulte.

D'une durée d'au moins six mois, ce trouble se manifeste par une inquiétude excessive et continue dans les activités quotidiennes. Les gens qui en sont atteints font preuve d'une inquiétude constante. Ils s'attendent au pire à tout moment, même quand il n'y a vraiment aucun danger ni raison de s'inquiéter. La famille et les amis sont une source permanente d'angoisse. Et caractéristique fondamentale, la personne anxieuse est incapable de se raisonner.

Cette inquiétude sans relâche engendre naturellement plusieurs problèmes : incapacité de se détendre, insomnie, sommeil de mauvaise qualité, tremblements, tension musculaire, maux de tête, irritabilité, sensation d'étouffement, nausées, transpiration abondante, envies fréquentes d'aller uriner ou à la selle, accélération du rythme cardiaque, palpitations, sécheresse de la bouche, étourdissements, etc. L'anxiété généralisée peut provoquer une fatigue chronique et des difficultés de concentration, et même conduire à la dépression.

Ce trouble de l'anxiété commence souvent durant l'enfance ou l'adolescence, mais il peut tout aussi bien apparaître à l'âge adulte. Il touche environ 3 % de la population, et deux fois plus de femmes que d'hommes. Il peut être associé à d'autres troubles anxieux.

Comme traitement, les professionnels proposent le plus souvent une psychothérapie, qui permet de rechercher les causes de l'anxiété. La modification de certains habitudes de vie peut grandement favoriser le succès de la thérapie, notamment l'activité physique et le régime alimentaire, sur lesquels nous reviendrons au chapitre 7. Les techniques de relaxation (voir chapitre 5) ont elles aussi un effet bénéfique.

L'ANXIÉTÉ SOCIALE

Dans l'anxiété sociale, c'est la peur d'être jugé par les autres et d'être humilié qui domine.

Le trouble d'anxiété sociale, qu'on appelle aussi «phobie sociale», a toutes les apparences de la timidité, mais le langage populaire ne s'y trompe pas quand il parle de «timidité maladive». Essentiellement, c'est la peur d'être jugé par les autres et d'être humilié qui domine. La gêne des personnes atteintes les paralyse littéralement en société. C'est d'ailleurs l'incapacité constante de fonctionner en société qui permet de poser le diagnostic. Tout naturellement, les personnes qui souffrent de ce trouble vont chercher à éviter de se trouver en société, se privant à bien des égards d'une vie normale, autant sur le plan affectif que professionnel.

Situations redoutables pour les anxieux sociaux

- Faire une présentation ou un exposé
- Prendre la parole à une réunion ou en classe
- Rencontrer de nouvelles personnes
- Passer un examen scolaire ou une entrevue d'emploi
- Parler à des personnes en autorité
- Travailler sous le regard d'autres personnes
- Entrer dans une pièce où il y a déjà du monde
- Parler à des inconnus
- Participer à des fêtes ou à des rencontres sociales
- Exprimer son désaccord à des personnes que l'on ne connaît pas
- Faire une sortie «amoureuse»
- Utiliser des toilettes publiques

Des données américaines et canadiennes indiquent que de 7 à 8 % de la population souffrent de timidité maladive au cours de leur vie, et deux fois plus de femmes que d'hommes. Selon une enquête de Statistique Canada réalisée en 2002, ce trouble se manifeste habituellement pour la première fois durant l'enfance ou l'adolescence, et les symptômes peuvent persister durant plusieurs décennies. Plusieurs personnes atteintes de phobie sociale mais présentant aussi d'autres problèmes de santé (trouble dépressif majeur, trouble panique, dépendance aux drogues) déclarent que les symptômes d'anxiété sociale se sont présentés en premier.

En raison de la nature même de ce trouble, la majorité des personnes atteintes ne consultent pas et ne sont donc pas traitées. Celles qui sont capables de surmonter leur peur (ou qui consultent pour un autre problème associé à leur trouble anxieux) se voient le plus souvent prescrire des techniques de relaxation combinées à des antidépresseurs. On peut aussi leur prescrire ponctuellement des bêtabloquants, médicaments qui réduisent l'anxiété avant une performance.

LES PHOBIES SPÉCIFIQUES

La plupart des traitements proposés sont des thérapies de désensibilisation.

Avez-vous peur des araignées, des hauteurs, de prendre l'avion ? Ce sont là des phobies spécifiques (on dit aussi «phobies simples), c'est-à-dire que la peur qui les caractérise est fixée sur un objet ou une situation en particulier. On a recensé des milliers d'objets et de situations qui peuvent inspirer une crainte maladive à des gens, et presque toutes ces phobies ont de jolis noms.

Quelques phobies simples courantes…

	peur de…
achluophobie	obscurité
acrophobie	hauteurs
arachnophobie	araignées
ascensumophobie	ascenseurs
aviophobie	voler en avion
claustrophobie	endroits clos
cynophobie	chiens
dentophobie	dentiste
erpétophobie	serpents
harpaxophobie	voleurs
hémophobie	sang
hydrophobie	eau
musophobie	souris

…et d'autres plus rares

	peur de…
alopophobie	chauves
anthophobie	fleurs
apopathophobie	excréments
auroraphobie	aurores boréales
carpophobie	fruits
chionophobie	neige
dendrophobie	arbres
eisophobie	miroirs
koréphobie	poupées
ombrophobie	pluie
sélénophobie	lune
triskaïdékaphobie	nombre 13

Si certaines phobies apparaissent rationnelles – la peur des araignées se fonde sur le risque d'être mordu et de mourir de leur venin –, elles n'en sont pas moins irrationnelles du fait que le risque réel est très minime (il n'y a aucune araignée venimeuse au Québec et une seule espèce dans tout le Canada) et que la réaction anxieuse est hors de proportion. À plus forte raison quand le danger est tout à fait nul – en quoi la vue du sang représente-t-elle une menace ?

C'est pourquoi la plupart des traitements proposés sont des thérapies de désensibilisation. Il s'agit d'amener graduellement la personne atteinte à affronter l'objet ou la situation qui provoque sa peur pour qu'elle parvienne à maîtriser cette dernière. Les techniques de respiration et de relaxation peuvent être fort utiles dans cette entreprise.

Il est à noter que, tout naturellement, les personnes souffrant d'une phobie spécifique vont chercher à éviter l'objet de leur phobie, mais il se peut que ce soit impossible. Par exemple, si vous travaillez au vingtième étage d'une tour à bureaux et que vous devez prendre l'ascenseur, éprouvant chaque fois des symptômes d'anxiété voire un sentiment de panique. Si vous n'êtes pas prêt à changer d'emploi, l'aide thérapeutique et la désensibilisation s'imposeront.

Les phobies spécifiques touchent environ 6 à 7 % de la population et, encore ici, davantage les femmes.

L'ATTAQUE DE PANIQUE

> Une attaque de panique peut survenir n'importe où et n'importe quand sans avertissement.

Il arrive que l'anxiété se traduise par des moments de panique aiguë. Ces moments, qui peuvent durer jusqu'à une trentaine de minutes, se caractérisent par des symptômes d'ordre physique ou cognitif, par exemple des palpitations ou une accélération du rythme cardiaque, la transpiration, des tremblements ou des spasmes musculaires, une impression d'étouffement ou d'étranglement, une douleur dans la poitrine, des nausées, des étourdissements, un sentiment de dépersonnalisation (perte de maîtrise de soi, impression d'irréalité, d'être détaché de soi), des picotements, des frissons ou des bouffées de chaleur. La personne en proie à une attaque de panique peut avoir une boule dans la gorge, avaler difficilement, avoir les jambes molles, se sentir désorientée et confuse, sa vision peut même s'embrouiller.

Plusieurs de ces symptômes sont le résultat ou l'expression d'une hyperventilation. La respiration s'est alors accélérée et est devenue superficielle. Certains croient même qu'ils font une crise cardiaque. Heureusement, la crise passe et les symptômes disparaissent. Les personnes qui sont sujettes à ce trouble savent aussi que le contrôle respiratoire peut grandement aider à atténuer la crise.

Chose étrange, l'attaque de panique peut survenir n'importe où et n'importe quand sans avertissement. Certaines personnes n'auront qu'une seule attaque de panique durant leur vie, tandis que d'autres connaîtront plusieurs épisodes. La crainte que survienne une attaque de panique peut entretenir l'état d'anxiété. On évalue à moins de 3 % la proportion de la population en proie à des attaques de panique, mais, encore une fois, les femmes sont deux fois plus susceptibles d'être atteintes.

LE TROUBLE OBSESSIONNEL-COMPULSIF (TOC)

> Pour poser un diagnostic de TOC, il faut que le problème cause une perte de temps importante à la personne qui en souffre ou perturbe ses activités habituelles.

Ce trouble se caractérise par des obsessions (des pensées irrationnelles qui causent une angoisse ou une détresse importante) ou des compulsions (des comportements répétitifs comme se laver les mains à tout bout de champ, passer son temps à nettoyer, remettre sans cesse les choses en ordre, répéter des mots ou compter en silence). Dans le cas des compulsions, le comportement vise à neutraliser un sentiment d'angoisse ou à empêcher un événement improbable de se produire. Le sujet reconnaît que ses obsessions ou ses compulsions sont excessives ou irraisonnées.

Pour poser le diagnostic, il faut cependant que le problème cause une perte de temps importante (plus d'une heure par jour) à la personne qui en souffre ou perturbe ses activités habituelles, par exemple le travail ou les études, ainsi que les relations sociales. En outre, le problème ne doit pas être lié à la consommation d'une substance particulière ou d'une maladie.

Pour environ le tiers des personnes atteintes, ce trouble est apparu durant l'enfance, mais il se manifeste plus souvent à l'adolescence ou au début de l'âge adulte. Il commence soit de façon très graduelle, soit subitement par suite d'un traumatisme ou d'un stress aigu. Côté prévalence, on parle de 1 à 2 % de la population, et autant d'hommes que de femmes.

Le TOC se traite habituellement par une double approche qui relève des psychothérapies cognitivo-comportementales. L'aspect comportemental consiste à exposer le sujet, en réalité ou en imagination, à des objets ou à des situations qui déclenchent les obsessions ou les comportements compulsifs. Avec le temps, une telle exposition permet de ressentir de moins en moins d'anxiété; c'est ce que l'on appelle la «désensibilisation».

Le volet cognitif de son côté propose aux patients d'établir une hiérarchie de situations qui causent de l'anxiété et, lorsqu'ils participent à des exercices d'exposition, de se montrer attentifs aux pensées et aux sentiments que les situations déclenchent. Les personnes en arrivent ainsi à interpréter leurs obsessions. La thérapie cognitive aide également les participants à préciser et à évaluer leur perception des conséquences de leurs obsessions et à s'efforcer de se débarrasser de leur comportement.

LE STRESS POST-TRAUMATIQUE

On ne parle de stress post-traumatique que lorsque les symptômes persistent plus d'un mois après l'événement qui les a déclenchés.

On parle de plus en plus de ce trouble, qui peut atteindre de 8 à 10 % de la population selon certaines études, en raison de la couverture médiatique de plus en plus importante des catastrophes humaines ou naturelles (attentats terroristes, guerres, fusillades dans des établissements scolaires, etc.). Pourtant, les traumatismes qui causent ce trouble ne datent pas d'aujourd'hui : accidents, viols, agressions armées ont de tout temps plongé leurs victimes dans des états psychologiques prolongés lamentables.

De quoi s'agit-il au juste ? L'état de stress post-traumatique est un ensemble de réactions qui peut se développer chez une personne qui a vécu, soit en tant que victime soit en tant que témoin, un événement qui a provoqué la mort ou des blessures, ou encore qui impliquait une menace de mort ou de graves blessures. La personne a eu très peur, ressentant un sentiment d'impuissance ou d'horreur. Ses réactions, une fois l'événement passé, peuvent comprendre sa reproduction fréquente dans sa mémoire (elle «revoit» dans son esprit ce qui est arrivé), la peur que se reproduise la même situation et diverses formes d'hyperactivité, qui se traduisent par exemple par un sommeil difficile, l'irritabilité, des difficultés de concentration, l'hypervigilance et des réactions exagérées à certains stimuli. Les symptômes associés au trouble panique peuvent également se manifester.

Il semble que le facteur le plus déterminant soit la gravité de l'événement. On ne parle de stress post-traumatique que lorsque les symptômes persistent plus d'un mois après l'événement qui les a déclenchés. Il arrive que les symptômes n'apparaissent que plusieurs mois ou même plusieurs années plus tard.

Les agressions sexuelles seraient la cause la plus importante de stress post-traumatique : 65 % des hommes et 46 % des femmes agressés présentent ce trouble anxieux.

On peut traiter divers symptômes, par exemple au moyen de médicaments, mais la relation d'aide joue un rôle majeur dans la prévention de l'apparition du stress post-traumatique ou son atténuation. Cette relation d'aide – par un proche ou un professionnel – exige une grande disponibilité d'écoute. La victime doit aussi être amenée à diminuer le plus possible ses sources de stress.

Dans le cas d'événements traumatiques qui ont fait plusieurs victimes, on parle souvent de «debriefing», soit des séances collectives où les gens peuvent partager leurs émotions et perceptions, obtenir des informations, se sentir en sécurité et trouver des stratégies d'adaptation, mais cette approche ne fait pas l'unanimité.

Chapitre 3

Médicaments et psychothérapies

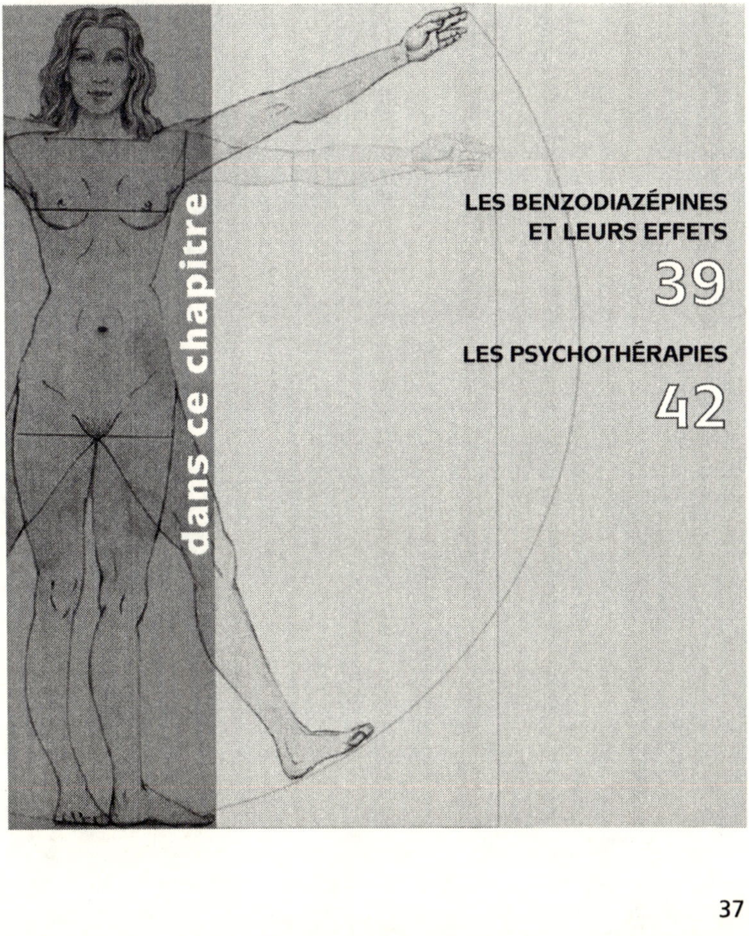

dans ce chapitre

LES BENZODIAZÉPINES ET LEURS EFFETS

> La plupart des tranquillisants et des somnifères appartiennent à la famille des benzodiazépines, qui agissent comme anesthésiants de l'état anxieux.

Les médicaments contre l'anxiété se consomment à la tonne dans notre société. Même si on ne peut les obtenir que sur ordonnance d'un médecin, même s'ils ont fait la preuve de leur efficacité dans divers troubles de l'anxiété, ils constituent pour bien des anxieux «légers à modérés» la bouée de secours ou la béquille, sans cesse à portée de la main, qui leur permet de continuer à fonctionner «normalement».

Ces médicaments, qui servent aussi à traiter l'insomnie et le simple stress, sont dits «psychoactifs», au sens où ils sont destinés à atténuer ou à faire disparaître une souffrance d'ordre psychique. On peut les partager en trois catégories :

	Exemples
→ les tranquillisants (ou anxiolitiques)	Valium, Xanax, Ativan
→ les somnifères (ou hypnotiques)	Dalmane, Restoril, Halcion
→ les antidépresseurs	Prozac, Paxil

La plupart des tranquillisants et des somnifères appartiennent à la famille des benzodiazépines, qui agissent en quelque sorte comme anesthésiants de l'état anxieux. Plus simplement, on peut dire qu'ils ralentissent l'activité du système nerveux central. On notera par ailleurs que les antidépresseurs sont principalement prescrits pour les symptômes d'anxiété graves.

L'usage intempestif des benzodiazépines est problématique à plusieurs égards.

- D'abord, ils entraînent une dépendance physique et mentale, dont la gravité varie avec la durée du traitement, la dose, la dépendance à d'autre substances et l'association à l'alcool. Cette dépendance se traduit, à l'arrêt du traitement, par un phénomène de sevrage, dont les principaux symptômes sont l'insomnie, des douleurs musculaires, l'anxiété (qu'on cherchait précisément à combattre), l'irritabilité et l'agitation.

- Par ailleurs, ces médicaments ont des effets secondaires, pouvant causer des pertes de mémoire, de la somnolence, une diminution des réflexes, un manque de concentration, des étourdissements ou des pertes d'équilibre, des maux de tête, des nausées, de la constipation et une instabilité du rythme cardiaque.

- S'ils soulagent de certains symptômes d'anxiété, les benzodiazépines n'en soignent pas les causes. Ce qui fait que, en l'absence d'autres types de traitement, ils ne sont pas efficaces, puisque le problème demeure. Ou encore le patient continue sans cesse d'en réclamer pour éviter, croit-il, de se retrouver avec son malaise initial.
- Autre problème, et pas des moindres, les interactions avec l'alcool, le tabac, d'autres médicaments et même des drogues. Non seulement y a-t-il risque d'accentuer certains effets secondaires indésirables, mais il est possible que la consommation de stimulants ou d'excitants (comme l'alcool et la caféine), très répandue chez les anxieux, invalide les effets attendus des tranquillisants ou des somnifères.

En tout état de cause, les benzodiazépines devraient être prescrits pour un usage à court terme et uniquement pour des troubles anxieux diagnostiqués. L'association avec d'autres traitements – psychothérapie, changements d'habitudes de vie, médecines douces – devrait également être de mise. Or, c'est loin d'être toujours le cas. Rien de plus facile que de se faire prescrire un tranquillisant de nos jours. Ainsi, certaines personnes anxieuses se trouvent-elles en permanence sous l'effet de ces pilules.

Voici quelques conseils, en provenance de l'Agence de santé publique du Canada, à propos de l'usage des tranquillisants et des somnifères. Ces conseils s'adressaient initialement aux personnes âgées, mais, comme vous pourrez le constater, ils ont une portée générale et devraient intéresser toutes les personnes qui souffrent de problèmes d'anxiété.

- Ne consommez ces médicaments qu'en période de stress très intense.

- À moins d'indication contraire du médecin, n'en prenez pas pendant plus de sept à dix jours.
- Renseignez-vous bien sur les effets secondaires.
- Prenez bonne note des contre-indications; pouvez-vous conduire ou manipuler des outils sans danger en cours de traitement ?
- Ne buvez pas d'alcool en cours de traitement.
- Informez votre médecin de tous les autres médicaments que vous prenez et drogues que vous consommez, y compris les médicaments en vente libre et les produits de santé naturels.
- Cessez de prendre un médicament qui ne vous semble pas efficace ou qui aggrave vos symptômes d'anxiété.
- N'empruntez jamais de médicaments et ne partagez pas les vôtres.
- En cas de symptômes de sevrage, consultez votre médecin.

LES PSYCHOTHÉRAPIES

> Le but des thérapies cognitivo-comportementales est de remanier les mécanismes mentaux qui, au fil du temps, ont créé l'état d'anxiété ou induit les comportements qui traduisent cette anxiété.

La plupart des traitements des troubles anxieux comportent une psychothérapie. Le choix de la psychothérapie dépend du trouble et de sa gravité, mais aussi des ressources disponibles dans le milieu. Il y a de multiples genres de psychothérapie, tout comme il y a plusieurs catégories de spécialistes (psychologues, psychanalystes, psychiatres, psychothérapeutes). Les psychothérapies peuvent être individuelles (c'est le plus souvent le cas pour les troubles anxieux), mais aussi en couple, en famille ou en groupe. Leur durée varie de quelques mois à plusieurs années.

Parmi celles qui ont fait leur marque dans le traitement de l'anxiété, et tout particulièrement l'anxiété généralisée et les phobies, il y a les thérapies cognitivo-comportementales, ou TCC. Leur but est de remanier les mécanismes mentaux qui, au fil du temps, ont créé l'état d'anxiété ou induit les comportements qui traduisent cette anxiété.

La «restructuration cognitive» (c'est le volet cognitif) permet au patient de percevoir et d'interpréter ses pensées anxieuses d'une manière plus rationnelle et moins angoissante, mais il faut aussi que celui-ci en arrive à modifier ses comportements. L'exposition à divers objets ou situations stressants en milieu contrôlé (une technique comportementale) peut s'avérer bénéfique.

Certaines techniques visent des objectifs particuliers. Par exemple, les personnes souffrant de trouble panique peuvent bénéficier d'une rééducation respiratoire, qui leur permet d'apprendre à ralentir leur respiration et à méditer lorsqu'elles se sentent anxieuses.

Dans les cas de stress post-traumatique, certaines psychothérapies incluent la technique appelée «intégration neuro-émotionnelle par les mouvements oculaires», ou EMDR, qui en est l'abréviation anglaise. Le sujet se plonge dans des pensées stressantes ou angoissantes, que le thérapeute interrompt en passant les doigts rapidement devant ses yeux. Il se passe alors un phénomène oculaire qui s'apparente au mouvement rythmique des yeux pendant les rêves et qui stimule le cerveau émotionnel. On prétend que les images et les perceptions négatives dans le cerveau sont alors «recodées», perdant de leur intensité. Les avis sont partagés sur cette méthode, en particulier sur son application à d'autres troubles anxieux que le stress post-traumatique.

Chapitre 4

Une question d'attitude

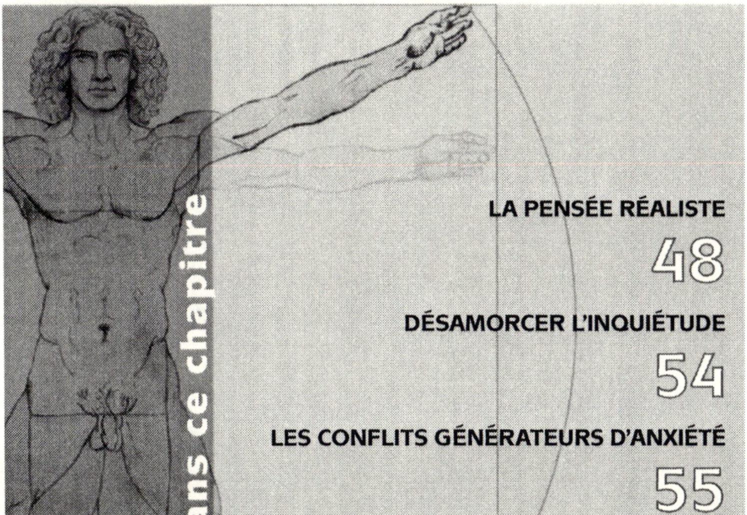

dans ce chapitre

> Le champ est vaste où vous pouvez agir
> sur vos conditions de vie de manière
> à améliorer votre situation.

Si vous souffrez d'anxiété de légère à modérée, vous pouvez faire beaucoup par vous-même pour améliorer votre sort, à la condition que vous soyez prêt à vous occuper de vous. Certes, les peurs incontrôlables, les inquiétudes irrationnelles, les angoisses existentielles permanentes peuvent vous apparaître impossibles à maîtriser et nécessiter l'intervention d'un professionnel de la santé. C'est d'ailleurs la raison pour laquelle on diagnostique des troubles anxieux et que l'on offre des traitements.

Mais si vous êtes en mesure de vous dire «Je peux agir sur moi-même, je suis capable de changer des choses dans mon environnement qui m'apparaissent comme des sources de stress, je suis capable de penser logiquement et rationnellement, je pense être disposé à affronter mes peurs», déjà vous avez fait un premier pas important dans le combat contre votre anxiété.

L'être humain est complexe et mystérieux. L'esprit et le corps sont étroitement liés. Il y a bien sûr des choses que vous ne pouvez pas changer, sur lesquelles vous ne pouvez pas intervenir, comme votre hérédité, vos antécédents familiaux, la physiologie de votre cerveau, les événements du passé qui ont contribué à construire ce que vous êtes devenu, mais le champ reste vaste où vous pouvez agir sur vos conditions de vie de manière à améliorer votre situation.

La plupart des psychothérapies fonctionnent d'ailleurs sur le principe de la puissance de l'esprit, sur la capacité de celui-ci à modifier des perceptions et des comportements. Faut-il nécessairement un guide spécialisé, un professionnel à vos côtés pour vous aider ? Peut-être, mais au préalable, vous pouvez toujours essayer de vous reprendre en main par vous-même.

LA PENSÉE RÉALISTE

> La plupart des personnes anxieuses souffrent d'un excès de pensées irrationnelles, qui sont à la limite très peu en rapport avec la réalité.

Nos pensées sont le reflet de ce que nous sommes, et comme nous sommes tous différents, nous pensons tous différemment. Telle situation angoissante ou stressante pour vous ne le sera pas pour votre voisin, et vous connaissez sûrement des gens dont vous vous surprenez à penser qu'ils s'énervent pour rien. Si nous déformons tous plus ou moins ainsi la réalité, pour fonctionner efficacement, nous avons besoin de penser rationnellement, raisonnablement en fonction de la réalité.

La plupart des personnes anxieuses souffrent d'un excès de pensées irrationnelles, qui sont à la limite très peu en rapport avec la réalité. C'est ainsi que les peurs se transforment en «troubles anxieux» qui perturbent le fonctionnement dans la vie quotidienne.

On appelle «verbalisation intérieure négative» la formulation de ces pensées irrationnelles. Autrement dit, vous vous répétez constamment à vous-même des pensées en réaction à ce qui passe autour de vous. Or, jusqu'à quel point ces paroles que vous prononcez dans votre tête (ou que vous dites à vos proches) génèrent-elles cet état d'anxiété qui vous affecte tant ? Et jusqu'à quel point s'éloignent-elles de la réalité ?

Vous pouvez déformer la réalité de plusieurs manières :

- par filtrage : vous vous attardez uniquement aux aspects négatifs d'une situation;
- par polarisation : vous interprétez tout en noir et blanc, en bien et mal, vous ne faites pas de nuances;
- par généralisation : vous tirez une conclusion générale à partir d'un seule situation, d'un seul événement ou incident;
- préjugé : vous croyez savoir ce que les autres pensent et pourquoi ils agissent de telle ou telle façon;
- exagération : vous exagérez la portée d'une difficulté ou d'une situation;
- rigidité : vous avez des principes auxquels vous dérogez difficilement; votre grille d'analyse s'adapte mal aux faits;
- égocentrisme: vous ramenez à vous tout ce qui se passe; vous vous sentez toujours visé par les propos des autres.

Voici quelques propositions qui vous invitent à réfléchir à vos pensées irrationnelles. Essayez d'analyser jusqu'à quel point ce que vous vous dites à vous-même s'éloigne de la réalité et demandez-vous pourquoi vous pensez ainsi. Ensuite, pour chaque énoncé qui pourrait vous concerner, tentez de formuler une pensée différente, moins anxiogène, mais que vous pourriez faire vôtre. Attention de pas verser dans le «positivisme», cette attitude tout aussi déformante par rapport à la réalité.

À l'idée de ou d'un… ***que vous dites-vous ?***

- passer un examen ou une entrevue
- rencontrer un inconnu
- incident violent dans votre milieu
- test médical imminent
- malaise physique indéfinissable
- catastrophe dans le monde
- prévisions météorologiques inquiétantes
- mort d'un proche
- nouveau voisin qui s'installe
- embouteillage
- proche qui ne donne pas de nouvelles
- perdre votre emploi
- mourir
- faire une longue route
- votre apparence physique
- votre âge
- bris d'un appareil électroménager

- ne pas boucler votre budget
- mettre fin à une relation
- maladie chronique
- concours ou compétition
- anniversaire
- bruit excessif prolongé
- désordre dans la maison ou au bureau

Si vous pensez par *filtrage,* êtes-vous capable de voir aussi les aspects positifs d'un problème ou d'une situation ?

Si vous pensez par *polarisation,* êtes-vous capable d'admettre qu'il y a des nuances possibles, que tout n'est pas noir ou blanc, qu'il y a des degrés ou des niveaux de gravité et que bien des choses sont relatives ?

Si vous pensez par *généralisation,* êtes-vous capable d'essayer de trouver d'autres situations ou cas qui permettraient de corroborer votre conclusion, ou encore de vous faire l'avocat du diable pour en trouver qui l'invalident ?

Si vous pensez par *préjugé,* êtes-vous capable de vérifier le bien-fondé de votre interprétation auprès des autres ?

Si vous pensez par *exagération,* êtes-vous capable de ramener votre jugement ou votre opinion à de plus justes proportions ?

Si vous pensez par *rigidité,* êtes-vous capable de faire preuve d'une plus grande tolérance et d'une plus grande souplesse ? Iriez-vous jusqu'à remettre en question certains de vos principes ?

Si vous pensez par *égocentrisme,* êtes-vous capable de ne plus vous voir au centre du monde, de vous situer à votre juste place, de vous mettre à la place des autres ?

Il est difficile sinon impossible d'être objectif dans ses pensées. Vous devez donc admettre qu'il y aura toujours une part de subjectivité dans ce que vous vous dites à vous-même ou aux autres. Vous ne pouvez non plus vous mentir à vous-même en formulant le contraire de ce que vous avez pensé spontanément.

Ainsi, votre objectif ne devrait pas être d'éliminer toute anxiété, mais de diminuer graduellement l'importance et l'effet des ces pensées irrationnelles qui vous causent tant de soucis. Vous devez admettre que non seulement il peut y avoir une anxiété normale, variable et circonstancielle, mais que certains faits de la vie sont porteurs d'une grande charge émotionnelle génératrice d'anxiété.

En 1967, les psychiatres américains Thomas Holmes et Richard Rahe ont élaboré une échelle de mesure du stress selon divers événements de la vie. Cette échelle peut vous aider à évaluer votre propre stress en fonction de ce que vous vivez, mais c'est aussi une référence de «normalité» si l'on peut dire. Certains troubles de l'anxiété peuvent être amplifiés par les événements mentionnés.

Événement	**Valeur**
Décès du conjoint	100
Divorce	73
Séparation	65
Séjour en prison	63
Décès d'un proche parent	63
Maladies ou blessures personnelles	53
Mariage	50
Perte d'emploi	47
Réconciliation avec le conjoint	45
Retraite	45
Modification de l'état de santé d'un membre de la famille	44

Événement	**Valeur**
Grossesse	40
Difficultés sexuelles	39
Ajout d'un membre dans la famille	39
Changement dans la vie professionnelle	39
Modification de la situation financière	38
Mort d'un ami proche	37
Changement de carrière	36
Modification du nombre de disputes avec le conjoint	35
Hypothèque supérieure à un an de salaire	31
Saisie d'hypothèque ou de prêt	30
Modification de ses responsabilités professionnelles	29
Départ de l'un des enfants	29
Problème avec les beaux-parents	29
Succès personnel éclatant	28
Début ou fin d'emploi du conjoint	26
Première ou dernière année d'études	26
Modification de ses conditions de vie	25
Changements dans ses habitudes personnelles	24
Difficultés avec son patron	23
Modification des heures et des conditions de travail	20
Changement de domicile	20
Changement d'école	20
Changement du type ou de la quantité de loisirs	19
Modification des activités religieuses	19
Modification des activités sociales	18
Hypothèque ou prêt inférieur à un an de salaire	17
Modification des habitudes de sommeil	16
Modification du nombre de réunions familiales	15
Modification des habitudes alimentaires	15
Voyage ou vacances	13
Noël	12
Infractions mineures à la loi	11

DÉSAMORCER L'INQUIÉTUDE

Essayez de remplacer vos pensées négatives et morbides par des pensées plus réalistes.

Bien des situations sont porteuses de stress, suscitant des appréhensions. S'il est parfois justifié de redouter des événements, l'inquiétude peut être hors de proportions et fondée sur de fausses croyances. La meilleure attitude, la plus rationnelle, consiste à les analyser à tête reposée. C'est aussi la meilleure manière de désamorcer l'inquiétude.

Dressez une liste des pensées qui vous viennent à l'esprit spontanément, de préférence par écrit. Disons que vous avez très mal à la gorge, mais que c'est une douleur inhabituelle, une espèce de névralgie que vous n'avez jamais expérimentée. Vous avez écarté l'idée d'un rhume et avez pris rendez-vous avec votre médecin. Vous songez (écrivez chaque pensée) : c'est peut-être un cancer ou une bactérie mangeuse de chair, je vais souffrir, je vais perdre la voix, je vais mourir...

Arrêtez-vous à chacune de ces pensées pour vous interroger sur leur validité. Qu'est-ce qui vous permet de croire qu'il peut s'agir d'un cancer ? Connaissez-vous les symptômes du cancer de la gorge ? Savez-vous comment on diagnostique cette maladie ? Même chose pour la bactérie fatale. Et mourir ? À part votre mal de gorge, comment vous portez-vous ? Il y a tout de même pas mal de scénarios possibles avant que quelques idées noires puissent trouver une justification.

Essayez maintenant de remplacer vos pensées négatives et morbides par des pensées plus réalistes (écrivez-les aussi) : mon mal de gorge m'ennuie, mais ne m'empêche pas de manger ni de travailler. C'est peut-être un virus et mon système immunitaire va finir par s'en débarrasser. Ça va passer tout seul ou mon médecin va me proposer un traitement efficace.

Ainsi, toutes les situations catastrophiques en imagination peuvent-elles être analysées pour désamorcer l'inquiétude qu'elles provoquent. Qu'il s'agisse de parler en public, d'une entrevue en vue d'obtenir un emploi, d'une situation économique difficile ou d'un orage, la catastrophe appréhendée a bien peu de chances de se produire ou de produire de réels dégâts.

Une autre manière de désamorcer votre inquiétude consiste à en parler à un proche en qui vous avez confiance. Ne cherchez toutefois pas une approbation à vos pensées irrationnelles. Demandez-lui plutôt d'analyser la situation avec vous.

LES CONFLITS GÉNÉRATEURS D'ANXIÉTÉ

> L'état de colère fréquent ou permanent est malsain,
> produisant bon nombre de symptômes
> qui caractérisent l'anxiété chronique.

Les conflits, on le sait, sont de fort générateurs d'anxiété. Il arrive même que l'anxiété se traduise par une irritabilité qui cause des heurts ou des affrontements avec les autres. L'anxiété est peut-être naturelle en tant que moteur d'une stratégie de combat (défense et attaque), mais elle peut être dévastatrice à long terme, quand les conflits se prolongent. L'état de colère fréquent ou permanent est malsain, produisant bon nombre de symptômes qui caractérisent l'anxiété chronique.

Il existe plusieurs stratégies ayant pour objectifs de détourner ou de canaliser la colère (faire de l'exercice, pratiquer un sport, entreprendre une activité artistique ou créative, etc.)

et de résoudre le conflit, ou à tout le moins de l'atténuer. Voici une série d'attitudes qui favorisent, sinon le règlement du conflit, du moins son évolution dans des limites acceptables avec un minimum de charge émotive.

- *Remettez votre point de vue en question.* «J'ai raison et il (ou elle) a tort» est une attitude rigide qui n'autorise aucune négociation. Si vous avez des arguments que vous jugez valables, communiquez-les, mais soyez prêt à écouter et à analyser ceux de votre adversaire.
- *Ne cherchez pas à gagner à tout prix.* Pourquoi faudrait-il qu'il y ait un gagnant et un perdant? Chacune des parties ne doit-elle pas s'attendre à perdre et à gagner un peu? Et n'y aurait-il pas moyen que chacun y gagne quelque chose, ne serait-ce que la disparition de l'angoisse sous-jacente au conflit?
- *Efforcez-vous de ne pas livrer de messages contradictoires,* par exemple en communicant des propos belliqueux sur un ton amical.
- *Faites preuve de souplesse et d'imagination.* La colère braque souvent les positions. Or, il y a souvent plus d'une possibilité pour résoudre un conflit. Au besoin, faites appel à un médiateur.
- *Ne sortez pas du sujet de la dispute.* Certains conflits s'enveniment à tel point qu'on ne sait plus ce qui les a déclenchés. Il arrive même que tout ce qui s'est passé avant le conflit – et qui était considéré comme acceptable ou positif – serve de munitions pour l'alimenter.
- *Évitez le chantage émotif,* par exemple en exagérant les conséquences fâcheuses qu'une issue défavorable pourrait avoir sur vous-même ou d'autres personnes (aimées de votre adversaire).

- *Acceptez certains reproches ou critiques.* Si certains reproches vous apparaissent fondés, admettez-le.
- *Évitez de vous reprocher à vous-même des attitudes ou des comportements antérieurs.* «J'aurais donc dû...» ne change rien à la situation actuelle et risque même d'accroître la frustration et la colère.
- *Renoncez à discuter* si vous ne vous sentez pas en maîtrise de vous-même et éloignez-vous de votre adversaire.

AFFRONTER SES PEURS

Vous pouvez tenter de vous «désensibiliser» par vous-même, pour autant que vous ayez bien identifié votre peur et que vous soyez capable de vous engager dans un processus graduel qui prendra peut-être un certain temps.

Nous l'avons vu au chapitre 3, les thérapies cognitivo-comportementales visent notamment, par diverses méthodes, à désamorcer les peurs irrationnelles, qu'il s'agisse de phobies simples, de phobie sociale ou de trouble panique. Or, ces méthodes peuvent aussi servir aux personnes anxieuses qui souffrent de craintes irraisonnées à des degrés moindres, et sans qu'il soit nécessaire d'avoir recours aux services d'un psychothérapeute.

Vous pouvez tenter de vous «désensibiliser» par vous-même, pour autant que vous ayez bien identifié votre peur et que vous soyez capable de vous engager dans un processus graduel qui prendra peut-être un certain temps.

Au départ, vous pouvez vous demander ce qui a causé initialement votre réaction démesurée à certains objets ou situations. Vous avez en effet été conditionné à réagir d'une telle façon à un stimulus qui vous a probablement terrifié la première fois. Il n'est pas certain que vous trouviez la réponse (surtout si l'événement remonte à l'enfance), mais vous faites déjà un effort de rationalisation, ce qui est une attitude constructive.

Vous êtes peut-être prêt alors à affronter directement l'objet de votre peur, dans une démarche inspirée de la thérapie par l'exposition. Il faut que vous arriviez à briser le lien entre la situation phobique et la réaction qu'elle provoque, et à devenir calme et rassuré dans cette situation.

Vous n'y parviendrez que progressivement, à l'aide d'une échelle de désensibilisation. Au moment où vous commencez, le premier échelon de cette échelle devrait produire une légère anxiété, tandis que le dernier devrait être source d'une grande agitation, pour ne pas dire de panique. Il est conseillé de prévoir de huit à douze échelons.

Disons que vous avez peur de prendre l'ascenseur :

Échelon	Description	Niveau d'anxiété
1	Observez des ascenseurs en fonction.	Nervosité légère
2	Entrez dans un ascenseur immobile.	Tension musculaire, nervosité accrue, sensation de malaise léger
3	Entrez seul dans un ascenseur immobile.	Inconfort, accélération du rythme cardiaque et de la respiration, mains moites

Échelon	Description	Niveau d'anxiété
4	Montez et descendez un étage avec un ami.	Anxiété plus manifeste : pouls rapide, muscles contractés, crainte de perdre le contrôle
5	Montez et descendez un étage seul, votre ami vous attendant à la sortie.	Début de panique : cœur qui bat fort ou arythmie, respiration difficile, étourdissements, désir de sortir au plus vite
6	Montez ou descendez deux ou trois étages avec votre ami.	Crise de panique modérée : palpitations, difficulté respiratoire, désorientation, transpiration, perte de contrôle
7	Montez ou descendez deux ou trois étages seul, votre ami vous attendant à la sortie.	Crise de panique majeure : exacerbation des symptômes précédents, terreur
8	Augmentez le nombre d'étages avec votre ami.	
9	Montez ou descendez le même nombre d'étages seul, votre ami vous attendant à la sortie.	
10	Prenez l'ascenseur seul.	

Voici comment fonctionne le cycle de désensibilisation. Vous commencez au premier échelon de votre plan progressif et vous y maintenez, à raison d'exercices réguliers, tant que votre niveau d'anxiété n'a pas diminué. Quand vous vous sentirez prêt, passez à l'échelon suivant. Votre objectif sera alors de ramener votre niveau d'anxiété à celui qui correspondait initialement à l'échelon précédent. Et ainsi de suite.

Il est possible que vous plafonniez à un échelon. Peut-être alors pouvez-vous introduire un échelon intermédiaire. L'idée, c'est d'arriver à modifier le niveau d'anxiété. Ainsi, si vous arrivez à afficher le niveau d'anxiété de l'échelon 3 à l'échelon 4, vous aurez fait des progrès. Il se peut aussi que vous deviez faire marche arrière, histoire de retrouver un niveau d'anxiété plus supportable.

Ainsi, le processus est graduel, fait d'avancées et de reculs (deux pas en avant, un pas en arrière), et tout dépend de l'objectif que vous vous fixerez. Car il est important d'avoir un objectif précis, qui n'est pas forcément le sommet ou la disparition complète de l'anxiété au plus haut niveau. Mais peut-être y parviendrez-vous avec le temps, sans même vous en rendre compte.

Les clés de la réussite tiennent à un ensemble de facteurs :

- **l'audace** : il vous faudra «oser», non seulement pour commencer, mais aussi pour franchir chaque échelon. Il est toutefois fortement déconseillé d'y aller brusquement et précipitamment; vous devez constamment maîtriser l'intensité et la durée de l'exposition aux situations qui causent votre anxiété;
- **la répétition** : ce n'est qu'à force de répétition que les automatismes néfastes pourront être remplacés par des attitudes ou des réactions plus saines;
- **le soutien** : faites-vous accompagner dans votre démarche; trouvez quelqu'un en qui vous avez confiance et qui non seulement pourra être le témoin de vos efforts et saura vous encourager, mais pourra, au besoin, participer activement à vos essais;
- **l'acceptation d'un certain inconfort** : il est certain que vous risquez d'éprouver des malaises en cours de route; soyez prêt à y faire face, mais aussi à reculer

pour éviter de dépasser ce seuil critique qui vous découragerait et vous ferait renoncer;

- **la persévérance** : votre entreprise de désensibilisation n'est pas une course contre la montre; prenez le temps qu'il faut, allez-y au rythme qui vous convient, mais évitez de trop espacer vos essais.

Récompensez-vous de vos efforts et essayez de vous détendre au maximum entre les séances. Vous pouvez aussi, en cours d'exercice, recourir à diverses techniques de relaxation, comme celles que vous trouverez au chapitre suivant, notamment une meilleure respiration, la visualisation et même la méditation.

La confrontation directe avec l'objet phobique n'est pas toujours possible, comme dans la phobie de prendre l'avion. Dans ce cas, vous pouvez avoir recours à la «désensibilisation par imagerie». C'est la même méthode graduelle par échelons, mais tout se passe dans votre tête. Il faut donc que vous ayez une bonne concentration, de préférence dans un environnement tranquille où vous ne serez pas dérangé.

L'important est que vous soyez capable d'alterner entre les scènes d'exposition aux situations angoissantes qui génèrent l'anxiété (en imagination, bien sûr) et une scène imaginaire qui vous procure beaucoup de réconfort. La durée de l'exposition aux scènes phobiques variera en fonction de l'anxiété ressentie, mais elle ne devrait pas se prolonger au-delà d'une minute. Vous progresserez ainsi d'un échelon à l'autre comme dans une mise en scène directe en temps réel.

Voici deux autres exemples d'échelles de désensibilisation. Indiquez vous-même le niveau d'anxiété correspondant à chaque échelon, suivant ce que vous éprouvez ou pensez que vous éprouveriez à ce stade.

Phobie sociale (ou grande gêne en société)		
Échelon	**Description**	**Niveau d'anxiété**
1	Demandez à quelques connaissances de se réunir et joignez-vous au groupe quelques minutes sans participer aux échanges.	
2	Dites quelque chose, ne serait-ce que pour vous présenter.	
3	Restez plus longtemps et dites quelques mots à deux ou trois reprises.	
4	Parlez au moins pendant une minute ou participez à une discussion.	
5	Prolongez votre présence jusqu'à une demi-heure et parlez pendant au moins cinq minutes.	
6	Recommencez les étapes 1 à 5 avec un groupe où vous ne connaissez que quelques personnes; faites-vous accompagner d'un ami.	
7	Toujours accompagné d'un ami, recommencez les étapes 1 à 5, cette fois dans un petit groupe d'étrangers.	
8	Encore avec votre ami, participez aux activités et discussions d'un plus grand groupe de gens que vous ne connaissez pas.	
9-11	Répétez les étapes 6 à 8 sans votre ami.	

Prendre l'avion (désensibilisation par imagerie)		
Échelon	**Description**	**Niveau d'anxiété**
1	Vous êtes avec un ami, vous vous rendez à un aéroport et regardez un avion; faites-en le tour en voiture.	
2	En compagnie de votre ami, entrez dans le terminal et regardez des avions décoller et atterrir.	
3	Toujours accompagné, présentez-vous à un comptoir d'enregistrement, puis passez les contrôles pour vous rendre dans une salle d'embarquement.	
4	Encore avec votre ami, montez dans l'avion et gagnez vos sièges.	
5	Attachez votre ceinture, l'avion décolle.	
6	Vous êtes en vol, il y a des poches d'air, mais le vol est court (une trentaine de minutes).	
7	Vol plus long : 1-2 heures.	
8	Vol transatlantique : 6-8 heures.	
9-16	Refaites la séquence (étapes 1 à 8) seul.	

10 RÉSOLUTIONS

Pour concrétiser votre volonté de vous prendre en main pour mieux combattre votre anxiété, voici 10 résolutions que vous pourriez faire vôtres.

1. Je vais analyser mes pensées spontanées en réaction à des situations qui m'angoissent ou m'inquiètent et je vais essayer de les remplacer par des pensées plus réalistes.
2. Je vais mieux organiser mon temps de façon à réduire mon stress de la vie courante.
3. Je vais apprendre des techniques de relaxation pour détendre mon corps et mon esprit.
4. Je vais améliorer ou corriger des habitudes de vie (alimentation, exercice et sommeil) pour me sentir mieux dans ma peau et avoir un meilleur équilibre.
5. Je vais m'adonner à des activités qui me plaisent et qui vont m'empêcher de ressasser sans cesse mes inquiétudes.
6. Je vais chercher le soutien de mes proches dans ma démarche pour réduire mon anxiété.
7. Je vais communiquer avec des gens qui ont aussi des problèmes d'anxiété en vue de partager des solutions.
8. Je vais chercher de l'aide professionnelle si je n'arrive pas, seul ou avec l'aide de mes proches, à diminuer mon anxiété ou à mieux la maîtriser.
9. Je vais me récompenser des bons résultats que j'obtiendrai.
10. Je vais parvenir à me passer de médicaments comme des tranquillisants et des somnifères. (Attention à ne pas arrêter brusquement, car vous pourriez éprouver des symptômes de sevrage.)

Chapitre 5

La relaxation

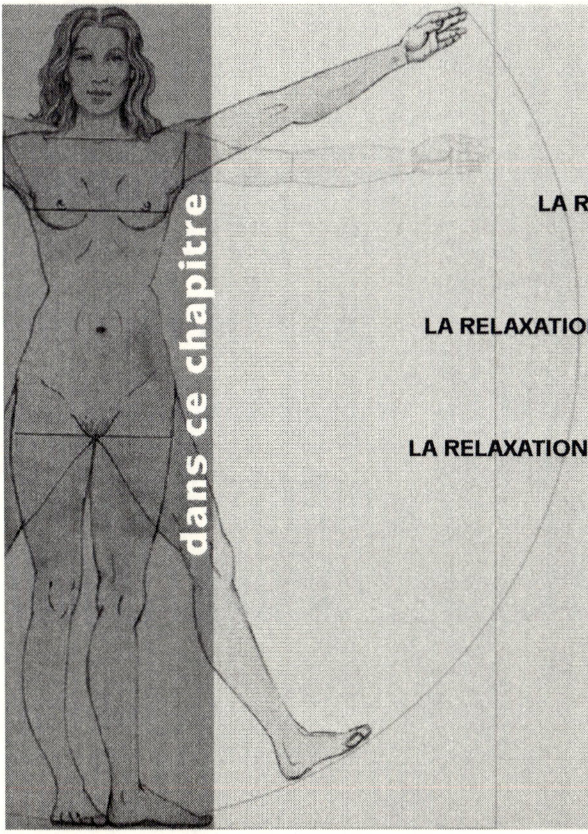

dans ce chapitre

Parmi les symptômes de l'anxiété, la tension est sans doute celui que nous ressentons le plus immédiatement. Cette tension est surtout physique : raideur musculaire, sensation de nerfs coincés, gestes saccadés et mal coordonnés, crispation, raideur de la nuque qui provoque des maux de tête (céphalées de tension)... L'esprit lui-même se perçoit comme tendu, tout braqué sur la pensée négative, l'obsession ou la peur.

Heureusement, il y a plusieurs méthodes et techniques pour réduire cette tension et mieux la maîtriser. Yoga, massages, réflexologie, hydrothérapie, digitothérapie, biofeedback, training autogène, hypnose ont tous pour effet, même s'ils peuvent viser d'autres objectifs, de détendre le corps et, par extension, l'esprit. Ces méthodes requièrent un apprentissage ou des services professionnels, mais il y a des principes de base qu'il est facile d'appliquer seul, à la maison et même où que l'on se trouve.

LA RESPIRATION

> Il faut se concentrer sur sa respiration pour en réduire le rythme et la faire passer du haut de la poitrine vers l'abdomen.

Tous les experts s'entendent pour dire qu'une bonne respiration est la clé de toute technique antistress. C'est que, sous le coup du stress, nous changeons notre manière de respirer. Nous nous crispons, ce qui réduit le flux d'oxygène et risque d'aggraver la sensation de mal ou de malaise. D'où la réaction d'hyperventilation en cas de crise d'anxiété. La première réaction de l'entourage quand quelqu'un s'énerve n'est-elle pas de lui dire : «Respire par le nez !» ?

De façon générale, il faut se concentrer sur sa respiration pour en réduire le rythme et la faire passer du haut de la poitrine vers l'abdomen. Il s'agit de bien inspirer par le nez, lentement, profondément et régulièrement. L'exercice permet de relâcher les tensions du corps et d'atténuer la sensation d'inconfort ou de douleur.

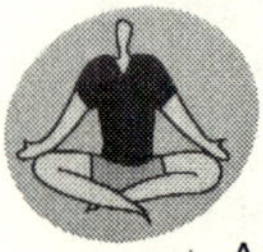

EXERCICE DE RESPIRATION PROFONDE ÉLÉMENTAIRE

- Assoyez-vous confortablement en veillant à poser vos pieds bien à plat sur le sol.
- Desserrez vos vêtements, tout particulièrement à la taille et autour de l'abdomen.
- Posez les mains sur les cuisses.
- Respirez lentement par le nez en comptant jusqu'à 4 et en regardant votre ventre se gonfler. Vous pouvez poser une main sur votre ventre pour mieux percevoir le mouvement.
- Retenez votre respiration un petit moment, puis expirez par la bouche.

Pour vous sentir encore mieux : *le Qi Gong*

Le Qi Gong, ou «l'art du souffle», provient des gymnastiques taoïstes de longévité en médecine chinoise. Il vise à aider les gens à maintenir ou à restaurer l'équilibre entre les énergies des différentes parties du corps. C'est surtout la technique de respiration profonde qui compose une partie des exercices de Qi Gong qui nous intéresse ici, car elle a un effet bienfaisant et relaxant à la fois sur le corps et sur l'esprit.

Il s'agit principalement de larges mouvements des bras, doux et lents, au rythme d'une respiration abdominale régulière et profonde. Vous devez être debout, les pieds légèrement écartés et posés fermement sur le sol, et les genoux fléchis quelque peu. Vous devrez répéter la séquence qui suit trois fois.

1. Formez d'abord un large cercle avec vos bras, vos mains se touchant presque au niveau de la taille et les paumes tournées vers vous.
2. En inspirant profondément, remontez les mains jusqu'à la hauteur de votre poitrine en tournant les paumes vers le haut.
3. Retournez les paumes vers le sol et expirez lentement en rabaissant les bras vers le niveau de la ceinture, les extrémités des mains toujours rapprochées. Le mouvement doit être fluide et harmonieux.
4. Inspirez de nouveau et ramenez les mains vers la poitrine, en retournant les paumes vers le haut.
5. Retournez vos mains pour que cette fois les paumes soient orientées vers l'avant et, pendant que vous expirez, étendez les bras devant, tout en les maintenant en cercle.
6. Ramenez les mains vers le creux de l'estomac en inspirant, puis, en expirant, étendez les bras de chaque côté,

les paumes vers l'extérieur, les coudes pliés à angle presque droit.

7. En inspirant, ramenez les mains vers le creux de l'estomac pour reformer le cercle initial; tournez les paumes vers le haut et, en expirant, poussez vers le haut, comme pour établir un contact avec le cosmos.
8. Prenez une profonde respiration par le nez et retournez les paumes vers le bas en ramenant vos mains vers le centre de votre corps; poussez vers le bas en étendant les bras pour revenir au niveau du creux de l'estomac.

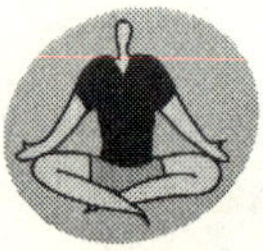

UN EXERCICE RESPIRATOIRE INSPIRÉ DU YOGA

Voici un autre exercice de respiration apaisante inspiré du yoga, qui constitue une technique efficace en cas de symptômes aigus d'anxiété.

1. Inspirez profondément par le nez en comptant lentement jusqu'à cinq.
2. Faites une pause et retenez votre souffle en comptant de nouveau jusqu'à cinq.
3. Expirez lentement, par le nez ou la bouche, jusqu'à ce que vous ne sentiez plus d'air dans vos poumons.
4. Prenez deux bonnes respirations normales, puis répétez les étapes 1 à 3.
5. Répétez toute la séquence pendant trois à cinq minutes, ce qui devrait donner une dizaine de cycles de cinq inspirations, cinq retenues d'air et cinq expirations.

LA RELAXATION DU CORPS

La relaxation physique repose sur une alternance de contraction et de décontraction musculaire.

La relaxation du corps a des effets surprenants sur l'anxiété. C'est que toute tension ou inconfort physique prolongé déclenche ordinairement une excitation de l'ensemble du corps qui se traduit par une augmentation du rythme cardiaque, de la pression sanguine et de la tension musculaire, ainsi que par une perturbation de la respiration comme nous le signalions précédemment. Or, la relaxation permet d'obtenir les effets contraires : diminution de l'activité du système nerveux, de la consommation d'oxygène, du rythme cardiaque et de la tension musculaire d'une part, augmentation du flux sanguin dans les muscles et de la résistance de la peau d'autre part.

On s'entend généralement sur trois conditions de base qui vont favoriser la relaxation du corps :

- un environnement calme,
- une position confortable,
- une attitude positive (faire preuve de confiance).

La relaxation musculaire

Toutes les techniques de relaxation physique reposent sur une alternance de contraction et de décontraction musculaire. La séquence se déroule comme suit :

1. contraction d'un groupe de muscles pendant un certain temps,
2. concentration sur la sensation des muscles contractés,
3. décontraction du groupe de muscles,
4. concentration sur la sensation des muscles décontractés.

La séquence est appliquée progressivement à tous les muscles du corps.

Voici, de façon plus pratique, une technique élémentaire :

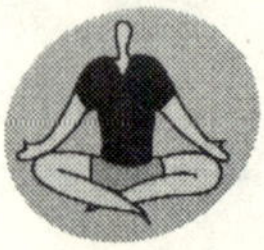

EXERCICE DE RELAXATION MUSCULAIRE

1. Étendez-vous confortablement sur le dos, dans un endroit calme, et si possible l'estomac vide. Relâchez vos vêtements, enlevez vos chaussures.

2. Respirez calmement et profondément par le nez en rentrant le nombril.

3. Pointez les orteils et étirez-les le plus loin possible.

4. Gardez-les dans cette position quelques secondes, puis relâchez-les.

5. Faites de même avec vos chevilles, puis remontez progressivement de groupe musculaire en groupe musculaire (mollets, cuisses, bassin, etc.).

6. Complétez l'exercice avec les muscles du visage.

Il est important de vous concentrer au maximum sur chaque groupe musculaire. Vous pouvez aussi commencer par le haut ou les membres supérieurs (les poings, les biceps, les triceps, le front, les paupières, les mâchoires, etc.).

Pratiquez cette technique au moins 20 minutes deux fois par jour. Vous en ressentirez alors les effets prolongés.

La relaxation musculaire peut être passive plutôt qu'active. C'est-à-dire qu'au lieu de tendre et détendre successivement chacun des groupes musculaires, il suffit de vous concentrer sur chaque groupe jusqu'à ce qu'il soit détendu parfaitement. Avec un peu d'entraînement, il est ainsi possible d'arriver à détendre chaque groupe musculaire sans avoir à le contracter au préalable.

L'automassage

> Vous pouvez apprendre à vous masser vous-même dans un but de relaxation.

Les gens tendus apprécient habituellement les massages, même si l'effet ne dure pas aussi longtemps que voulu et qu'ils ne règlent en rien les situations stressantes. Aller se faire masser à la course entre deux rendez-vous n'est peut-être pas le meilleur moyen de vaincre son anxiété. Ponctuellement, les massages peuvent cependant contribuer à détendre le corps au moment où il en a besoin. Malheureusement, il n'y a pas toujours de masseur professionnel à proximité.

Vous pouvez apprendre à vous masser vous-même dans un but de relaxation. Voici quelques exercices de massage faciles à exécuter sur soi-même. Il importe, avant d'y procéder, de relâcher au maximum les bras, les mains et les poignets. Chaque exercice devrait durer de trois à cinq minutes. Relaxez vos mains et vos bras après chaque exercice.

Tête

Posez vos mains de chaque côté de votre tête, les doigts écartés, les pouces sur les côtés de la nuque, derrière les oreilles. Pressez, relâchez, puis massez-vous le crâne avec les doigts en exécutant des mouvements circulaires.

Nuque

Dans la même position, inspirez bien, puis inclinez la tête vers l'avant. Vous devez ressentir la tension dans les muscles de votre nuque.

Placez vos mains à la base de votre nuque. Appliquez une pression en remontant, puis en redescendant.

Front et tempes

Posez vos doigts de part et d'autre de votre front, les pouces sur vos tempes. Faites des pressions sur vos sourcils, puis déplacez vos mains graduellement vers vos tempes et autour de vos oreilles jusqu'aux lobes de ces dernières.

Épaules

Posez vos mains sur vos épaules, les doigts pointés vers le dos, et faites pression. Inclinez la tête vers l'avant et expirez, puis ramenez la tête vers l'arrière. Répétez trois fois.

Posez votre main droite sur votre épaule gauche et pressez là où la nuque se termine. Relâchez et pressez de nouveau. Répétez plusieurs fois de chaque côté.

Poitrine

Pliez les coudes et posez vos mains sous vos aisselles, quatre doigts sur votre poitrine et le pouce à l'arrière, sur le dos. Du bout des doigts, massez les muscles de votre poitrine.

Pliez les poings et tambourinez doucement avec vos jointures sur votre sternum.

Placez votre main droite sous votre bras gauche, le bout de vos doigts sous l'aisselle et le pouce sur votre poitrine, vers le haut. Massez cette région. Répétez en changeant de côté.

Dos

Assoyez-vous sur un banc (sans dossier) et placez vos mains dans votre dos à la hauteur de la taille, les pouces devant. Montez et descendez en pressant les muscles autour de votre colonne à l'aide du bout de vos doigts. Fermez les poings, puis tambourinez sur le bas du dos.

Ventre

Assoyez-vous sur une chaise et saisissez votre taille, les doigts écartés sur le devant et le pouce derrière. Massez en imprimant des mouvements circulaires.

Retournez vos mains pour que vos pouces se trouvent devant, appuyés sur le bas du ventre, tandis que les autres doigts descendent sur vos hanches. Exécutez des mouvements circulaires de pression.

Joignez les mains sur votre ventre, puis remontez-les en massant le ventre et redescendez.

Mains

Saisissez votre main gauche avec la droite, le pouce pardessus, les autres doigts en dessous. Massez la paume en mouvements circulaires à l'aide du pouce. Changez de mains.

Pieds

Saisissez un pied avec vos deux mains de façon que les pouces se trouvent sous le pied et les autres doigts sur le dessus. Massez. Changez de pied.

Bien entendu, si vous pouvez avoir un partenaire capable de vous masser, ce sera encore mieux, car il pourra atteindre bien des régions plus difficilement accessibles pour vous, en particulier la nuque, les omoplates, le milieu et le bas du dos, et l'arrière des jambes. Il pourra avoir recours à l'une des quatre techniques de base suivantes :

- **Effleurement.** Peut être effectué avec les paumes ou les pouces. Les paumes sont placées côte à côte et servent à frotter lentement, avec peu de pression. Les pouces, rapprochés, servent surtout, par des petits mouvements circulaires faits en alternance, à détendre des muscles noués.
- **Pétrissage**. Il s'agit de mouvements de torsion destinés à amollir certaines zones où les fibres musculaires apparaissent nouées. Pouce et doigts soulèvent et compriment le muscle.

- **Tambourinage.** Cette technique est dite de percussion. Elle favorise la circulation et stimule les terminaisons nerveuses. Le masseur applique de faibles coups du tranchant de chaque main en alternance. Le mouvement doit être rapide et régulier pendant quelques minutes, sans trop de pression.
- **Mains en coupe.** C'est une autre technique de percussion. Les doigts sont repliés de façon que les mains forment une sorte de coupe. Il s'agit de créer un vide qui permettra aux mains d'agir comme ventouses ou pompes aspirantes. Chaque main se pose en alternance sur la peau, ce qui permet d'aspirer le sang et de procurer un effet revigorant.

Si vous n'avez pas de partenaire qui puisse exécuter ces mouvements, sachez qu'ils peuvent être reproduits par des appareils ou des accessoires. On trouve des accessoires de massage dans les pharmacies, les boutiques de sport et même les magasins de bric-à-brac. Les plus simples sont des objets munis d'une poignée et de boules, mobiles ou non. Il suffit de les appliquer sur le corps, avec plus moins de pression, pour exercer un effet de frottement.

Vous pouvez avoir recours à des instruments plus sophistiqués (mais aussi plus dispendieux), qui fonctionnent à l'électricité. Ils peuvent stimuler le corps grâce à des vibrations, à la lumière ou au son, ou à une combinaison de ces éléments. Certains modèles sont de véritables machines qui servent de lit ou de fauteuil. Il est important de bien connaître le mode d'emploi de ces appareils. Renseignez-vous auprès d'un spécialiste (un thérapeute, pas le vendeur) avant de faire l'acquisition d'un appareil de massage électrique.

LA RELAXATION DE L'ESPRIT

Les techniques de respiration et de relaxation du corps décrites plus haut ont aussi des effets apaisants sur l'esprit. Mais nous pouvons agir directement sur l'esprit par d'autres méthodes.

La visualisation ou l'imagerie dirigée

> Il est préférable d'être déjà détendu physiquement au moment d'entreprendre une séance de visualisation.

On sait depuis longtemps que l'esprit peut produire des situations imaginaires qui ont un effet physique réel. C'est évident dans l'hypnose, où la suggestion provient de l'extérieur, mais l'autosuggestion par visualisation, ou ce que l'on appelle l'imagerie dirigée, peut être aussi efficace, sinon davantage du fait qu'elle procède de la volonté même du sujet.

Pour combattre les symptômes de l'anxiété et obtenir un effet apaisant maximal, on trouve deux approches opposées. La première cherche à développer des images opposées aux situations ou aux objets qui causent l'anxiété. Il s'agit alors de détourner l'esprit de ses préoccupations angoissantes. Penser à un décor ou à un environnement agréable, par exemple, où va se dérouler un scénario dans lequel les images plairont à vos sens : vous pouvez ainsi imaginer de beaux paysages, des couleurs que vous aimez, des parfums exquis, des sons réjouissants et même des contacts physiques rassurants.

La seconde approche part de la situation anxiogène elle-même, que l'esprit transforme en une image de plus en plus inoffensive. Par exemple, une rencontre redoutée avec un inconnu menaçant va devenir le point de départ d'une grande amitié. Ou encore l'inconfort ou la malaise dû à l'anxiété se situe au point le plus élevé sur une échelle et, graduellement, l'esprit va abaisser ce point jusqu'à un niveau beaucoup plus supportable. Autre exemple, vous imaginez votre situation angoissante comme une lourde pierre que vous soulevez pour la transporter ailleurs, hors de vue.

Il est préférable d'être déjà détendu physiquement au moment d'entreprendre une séance de visualisation. Les exercices de respiration profonde et de relaxation musculaire décrits précédemment peuvent procurer cet état de détente nécessaire. Vous pouvez enregistrer vous-même votre scénario, ou encore le faire enregistrer par une de vos connaissances dont la voix vous est agréable et invite au calme.

Choisissez un endroit paisible où vous ne serez pas dérangé et mettez-vous bien à l'aise. L'obscurité ou un éclairage tamisé peut favoriser la concentration. Mettez du mouvement dans votre scénario. C'est un film qui est projeté dans votre tête, c'est du cinéma que vous vous faites.

La méditation

> Il est possible de méditer n'importe où, n'importe quand et dans n'importe quel environnement, mais il est préférable d'opter pour des conditions idéales, surtout si vous débutez.

Un psychologue montréalais, Vincent Paquette, a récemment (été 2006) montré que l'expérience mystique chez des religieuses cloîtrées induisait un état de grande paix intérieure. Or, le mysticisme est fait pour une grande part de méditation, en vue de la communication avec Dieu. Le chercheur signalait que l'activité électrique du cerveau des carmélites qu'il a étudiées était parfaitement régulière, tout à fait à l'opposé de l'activité chaotique que l'on observe dans le cerveau des déprimés. C'était là un argument de taille en faveur de la méditation comme moyen d'apaisement et de rééquilibrage des fonctions neurologiques perturbées en cas de dépression.

On reconnaît d'ailleurs depuis longtemps les bienfaits apaisants de la méditation non seulement sur le cerveau mais sur tout le corps, indépendamment de la dimension religieuse. C'est ainsi qu'on a observé que la méditation fait ralentir la respiration, la consommation d'oxygène, le rythme cardiaque et le taux de lactates dans le sang (lequel a tendance à augmenter avec le stress et la fatigue), et augmenter la résistance de la peau au courant électrique et l'activité alpha du cerveau, un signe de relaxation.

Il y a plusieurs méthodes de méditation, dont l'accessibilité est variable. Certaines exigent un silence total, d'autres préconisent l'usage de mantras ou encore de divers symboles reliés à une croyance. On peut également méditer en fixant la flamme d'une bougie ou un point à l'horizon. Certaines méthodes recommandent des postures plus ou moins confortables, alors que d'autres préconisent le plus grand confort. Leur maîtrise exige parfois des connaissances approfondies des valeurs culturelles qu'elles véhiculent et qu'il peut être difficile d'assimiler.

Heureusement, les méthodes de méditation se sont adaptées au monde occidental et l'aspect rébarbatif qu'elles pouvaient avoir s'est progressivement résorbé. La méditation n'évoque plus l'image d'un quelconque gourou en transe et seul au sommet d'une montagne, mais plutôt celle d'un individu chez lui, en paix avec lui-même et parfaitement connecté avec le monde qui l'entoure.

Il est possible de méditer n'importe où, n'importe quand et dans n'importe quel environnement, mais il est préférable d'opter pour des conditions idéales, surtout si vous débutez. En ce cas, choisissez un endroit tranquille où vous ne risquez pas d'être importuné. La durée d'une séance de méditation est d'environ trente minutes. Débranchez tous les appareils susceptibles de se déclencher automatiquement pendant votre séance.

Optez pour un moment de la journée où vous êtes bien disposé. Il est inutile d'entamer une séance de méditation si vous avez sommeil ou si vous êtes trop fatigué. Bien méditer exige de bonnes dispositions. Sans cette condition, vous risquez de ne pas obtenir les résultats souhaités. Vous devez également être parfaitement à l'aise dans vos vêtements.

La position importe peu, le but étant d'atteindre un maximum de concentration. Vous pouvez, si vous le désirez, méditer lors d'une marche en forêt ou dans tout autre endroit calme. Vous pouvez même utiliser un baladeur si vous choisissez de méditer sur fond musical.

Si vous débutez, il est conseillé d'adopter une des deux positions suivantes : prenez place dans un fauteuil confortable, les bras et les jambes allongés, ou étendez-vous sur un tapis posé sur le sol, les bras allongés le long du corps. Dans les deux cas, vous devez avoir le dos bien droit et ne jamais croiser les jambes ou les bras. Une position de ce type empêcherait l'énergie de bien circuler.

Il est possible que vous ressentiez un certain inconfort lors de vos premières séances. C'est normal et les légers symptômes qui se manifesteront disparaîtront au fur et à mesure que vous maîtriserez la méthode. Évidemment, la conviction de réussir est essentielle. Si vous êtes sceptique au départ, les chances d'obtenir les résultats souhaités seront bien minces.

Il est important que vous méditiez chaque jour, même si vous avez peu de temps. L'idéal est de réserver le même moment chaque jour, peut-être en commençant par de courtes séances, quitte à arriver à une trentaine de minutes plus tard.

La méditation exige un abandon de l'esprit, une attitude passive qui laisse au vestiaire tout jugement critique. Si votre esprit vagabonde, laissez-le aller. Essayez simplement de concentrer votre attention sur un objet, ce qui empêchera votre esprit d'être assailli par toutes sortes de stimuli.

Pour méditer à l'aide d'un mantra, choisissez un mot (dont vous connaissez le sens ou non, peu importe), que vous répéterez sans cesse au rythme de votre respiration. Certaines musiques jouent le rôle du mantra, par leur rythme et la répétition d'un motif. Vous pouvez aussi méditer en vous concentrant uniquement sur votre respiration, par exemple en comptant les inspirations et les expirations.

La diversion

«Se changer les idées» est aussi une manière de combattre le stress ou d'atténuer les symptômes de l'anxiété. Il est essentiel, pour se donner les meilleures chances de maîtriser son anxiété, de cesser de penser à tout moment à ses inquiétudes ou à ses préoccupations.

Le travail, le jeu, la lecture, la musique, les sorties sont autant de moyens de diversion. Mais il en est un, plus efficace que les autres parce qu'il agit aussi directement sur l'organisme : l'exercice physique, sur lequel nous reviendrons au chapitre 7.

Chapitre 6

Les plantes médicinales contre l'anxiété

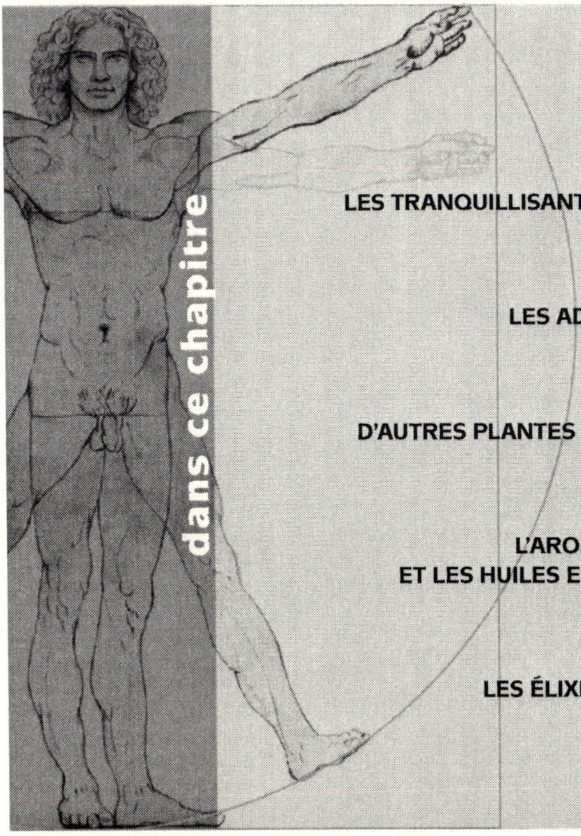

dans ce chapitre

> Il est important de vous assurer que les produits de santé naturels sont sans danger, même si les étiquettes ne fournissent pas toutes les indications.

Depuis la nuit des temps, on utilise des plantes qui ont des effets calmants ou apaisants. Le recours massif aux médicaments en Occident au cours du dernier siècle avait cependant relégué ces plantes, ces remèdes de grand-mère, à l'arrière-plan, même si elles étaient encore utilisées par les médecines traditionnelles, particulièrement en Asie. On redécouvre ces plantes avec bonheur aujourd'hui, mais leur commercialisation ne va pas sans problèmes.

Des milliers de produits, des allégations variables et parfois fantaisistes, un cadre législatif déficient, comment choisir les plantes (ou les extraits de plantes) qui peuvent nous aider? Dans l'immense marché qui est celui de nos voisins américains, les plantes médicinales sont considérées comme des suppléments alimentaires, mais, au Canada, ce sont des «produits de santé naturels» (PSN). Et depuis janvier 2004, un règlement fédéral régit ces produits, garantissant à tout le moins leur innocuité.

Le règlement exige que l'étiquette fournisse les renseignements suivants : nom de la plante ou de la substance, allégation médicinale (usage traditionnel ou reconnu), liste complète des ingrédients, posologie et mode d'emploi, contre-indications et mises en garde, coordonnées du fabricant et numéro de lot. Les fabricants ont toutefois jusqu'à 2009 pour se conformer à ce règlement, ce qui explique que bon nombre de produits de santé naturels n'affichent pas encore tous les renseignements voulus.

Il est important de vous assurer que les produits de santé naturels sont sans danger, même si les étiquettes ne fournissent pas toutes les indications. Les ingrédients sont habituellement affichés; si vous êtes allergique à l'un d'eux, abstenez-vous de prendre le produit. Privilégiez les produits normalisés (souvent identifiés par l'expression «extrait standardisé» sur l'emballage), offerts dans des établissements de confiance (pharmacies, herboristeries ou magasins de produits naturels). L'achat par correspondance ou par Internet offre moins de garanties.

Si vous suivez déjà un traitement, surtout s'il s'agit d'un médicament, essayez de savoir si le produit naturel que vous désirez prendre est compatible. Parlez-en au pharmacien ou, mieux, à votre médecin traitant.

LES TRANQUILLISANTS NATURELS

Millepertuis (ou Herbe de la Saint-Jean) – *Hypericum perforatum*

Cette plante aux jolies fleurs jaunes en forme d'étoile était déjà employée au Moyen Âge pour traiter l'anxiété et la dépression. L'ingrédient actif qui assure son efficacité est l'hypéricine. Des études ont montré que le millepertuis améliore aussi la qualité du sommeil.

On peut prendre du millepertuis en extraits solides normalisés (au moins 0,3 % d'hypéricine ou 1 à 3 % d'hyperforine), à raison de 300 mg trois fois par jour. Il existe aussi des extraits liquides, et on peut préparer des tisanes avec les feuilles et les fleurs.

L'action du millepertuis met du temps à se manifester. Il faut attendre jusqu'à quatre semaines pour en ressentir les effets bienfaisants.

L'interaction du millepertuis avec des antidépresseurs de synthèse (comme le Prozac) et des antimigraineux (sumatripan, Imitrex) peut être dangereuse. Le millepertuis peut aussi diminuer l'effet de nombreux médicaments, tels la pilule contraceptive, les immuno-suppresseurs, les anticoagulants, les statines et les antiasthmatiques.

Le millepertuis est déconseillé aux femmes enceintes. Il est par ailleurs prudent de pas s'exposer au soleil (ou aux rayons ultraviolets) quand on prend du millepertuis.

Valériane – *Valeriana officinalis*

Valium, valériane : même racine ! Les racines de cette plante servent à préparer des infusions, des teintures et des comprimés qui ont un effet sédatif (calmant) et antispasmodique. La valériane contribue ainsi à calmer les nerfs et à réguler le rythme cardiaque.

Pour l'anxiété, prenez de 250 à 400 mg d'extrait normalisé (8 % d'acide valérénique ou 1-1,5 % de valtrates) trois fois par jour, ou de 1 à 3 ml de teinture de une à cinq fois par jour.

Tisane : versez 3 c. à thé de racines de valériane dans de l'eau bouillante, laissez infuser toute la nuit et filtrez. Buvez-en une tasse quand vous vous sentez stressé ou tendu. Vous pouvez ajouter 1 c. à thé de menthe poivrée pour donner du goût à cette tisane.

Vous pouvez aussi prendre un bain calmant à la valériane. Infusez 100 g de racines séchées dans 2 litres d'eau bouillante et versez dans l'eau du bain.

Comme le millepertuis, la valériane met quelque temps à faire sentir ses effets. Il faut en prendre pendant au moins une semaine pour observer une atténuation des symptômes de l'anxiété ou de l'insomnie.

On combine souvent la valériane avec d'autres plantes relaxantes, comme la fleur de la passion, la véronique, la mélisse, le houblon et la camomille.

La valériane est déconseillée aux femmes enceintes. À hautes doses, elle peut provoquer des vomissements.

Camomille – *Matricaria recutita*

La camomille – il s'agit ici de la camomille allemande, qu'on appelle aussi camomille sauvage ou matricaire – contient de l'apigénine, un bioflavonoïde reconnu pour ses effets bénéfiques, notamment sur les problèmes nerveux et l'insomnie. On croit que l'apigénine possède des composants similaires aux ingrédients actifs que contiennent des médicament synthétiques comme le Valium et l'Halcyon, ce qui expliquerait ses effets sur le système nerveux. La camomille allemande a été reconnue par l'Organisation mondiale de la santé pour soulager l'agitation nerveuse et l'insomnie mineure.

On utilise les fleurs en infusion et en huile essentielle. Pour préparer une tisane à la camomille, faites infuser

1 c. à soupe de fleurs séchées dans 150 ml d'eau bouillante pendant 5 à 10 minutes. Buvez de trois à quatre fois par jour. On estime qu'une dose quotidienne de 8 c. à soupe ne présente aucun danger. Vous pouvez ajouter votre infusion à l'eau du bain.

Fleur de la passion (ou Passiflore) – *Passiflora incarnata*

Cette plante grimpante, originaire des régions tropicales et subtropicales des Amériques, a longtemps été utilisée contre la dépression et l'insomnie. En Allemagne, elle est aujourd'hui un sédatif reconnu et recommandé pour traiter les cas d'insomnie légère et d'anxiété. Elle facilite l'endormissement et procure un sommeil réparateur. Elle est tout à fait indiquée dans le traitement du stress engendré par le travail, les sautes d'humeur et l'anxiété causée par le syndrome prémenstruel et la ménopause.

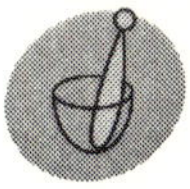

Pour préparer une décoction, versez 1 c. à soupe de fleurs et de feuille dans 1 tasse d'eau et laissez bouillir 2 minutes. Le fruit est comestible, mais uniquement quand il est bien mûr. On peut aussi s'en procurer en capsules ou en comprimés, ainsi qu'en teinture.

La fleur de la passion est déconseillées aux femmes enceintes ou qui allaitent, ainsi qu'aux enfants de moins de trois ans. Pour les enfants de moins de 12 ans, et sur avis médical, la dose sera proportionnelle au poids de l'enfant.

La fleur de la passion pourrait augmenter l'effet des plantes à action anticoagulante ou antiplaquettaire comme l'angélique, l'anis, l'arnica, le boldo, la camomille, la grande camomille, l'ail, le ginkgo, le ginseng et le saule. Elle pourrait également augmenter l'effet de plantes calmantes ou sédatives comme le houblon, la valériane, la camomille, la mélisse, le kava et le millepertuis. À ne pas prendre non plus avec des barbituriques, des calmants, des sédatifs et des antidépresseurs.

Houblon – *Humulus lupulus*

Le houblon est le fruit de la plante, comme l'épi du maïs; on appelle ce fruit «strobile». On le récolte généralement sur les plantes femelles qui contiennent des graines grises recouvertes de glands jaunes. Il possède des propriétés légèrement sédatives, servant au traitement de l'insomnie, des palpitations cardiaques et de la nervosité. On connaît son goût amer, puisqu'il sert aussi à aromatiser la bière.

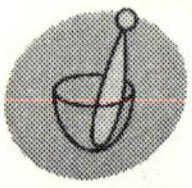

On peut consommer le strobile du houblon en infusion, en extrait liquide, en sirop ou en comprimés. Pour une tisane de houblon, infusez de 0,5 à 1 g de strobiles séchés dans ½ tasse d'eau bouillante de cinq à dix minutes. Boire de 1 à 3 fois par jour.

Il n'y a pas vraiment de contre-indications, mais, par prudence, les femmes enceintes ou qui allaitent feraient mieux de ne pas en consommer. Par ailleurs, les effets du houblon pourraient s'ajouter à ceux d'autres plantes ou suppléments à l'action sédative, et à ceux des sédatifs de synthèse.

Tilleul – *Tilia (espèces variées)*

On connaît surtout le tilleul d'Amérique au Canada, mais plusieurs autres espèces de cet arbre ont les mêmes propriétés médicinales légèrement sédatives. Le tilleul est un remède relaxant pour la tension nerveuse, qui apaise aussi les systèmes cardiaque et digestif affectés par le stress. Les fleurs, les feuilles et les tiges peuvent être prises en infusion, en décoction ou mâchées.

Pour préparer une bonne tisane de tilleul, versez 1 c. à soupe de fleurs de tilleul dans 1 tasse d'eau bouillante et laissez infuser quelques minutes. En boire quelques tasses quotidiennement ou pour soulager les symptômes ponctuels de l'anxiété. Vous pouvez aussi prendre un bain au tilleul, en préparant d'abord une infusion de 1 ½ tasse de fleurs dans 1 litre d'eau bouillante; filtrez et versez dans l'eau du bain.

Pavot jaune de Californie – *Escholtzia californica*

Bien qu'il soit originaire de Californie, on cultive cette espèce de la famille des coquelicots partout dans le monde. Il renferme des alcaloïdes, qui ont des effets sédatifs et antidouleur. Il sert ainsi au traitement de la nervosité, du stress et de l'insomnie. Et contrairement au pavot à opium, il n'entraîne aucune dépendance.

Ce sont les fleurs qu'on consomme, en infusion, en teinture, en sirop, en poudre ou en capsule. Pour bénéficier de ses effets calmants, prenez deux capsules de pavot de Californie chaque jour, 30 minute avant les repas. Pour combattre l'insomnie, prenez-en une capsule avant d'aller au lit.

Vous pouvez aussi préparer une infusion de pavot et de fleur de la passion en versant 1 c. à soupe de chacune de ces plantes dans 1 tasse d'eau bouillante; laissez infuser trois à quatre minutes, puis filtrez. Ajoutez-y de la cassonade ou du miel, au goût. À boire avant le repas du soir.

Kava – *Piper methysticum*

Jusqu'à il n'y a pas longtemps, le kava pouvait être considéré comme la championne des plantes antistress et anti-anxiété. Au début du siècle, des rapports alarmants ont cependant fait état de graves troubles hépatiques reliés à la consommation de kava, dont trois décès. C'est ainsi que, le 21 août 2022, Santé Canada a interdit la vente au Canada de tous les produits contenant du kava. Cette décision reste encore controversée et il est question de réhabiliter cette plante, par ailleurs autorisée aux États-Unis.

Malgré ses dangers, on reconnaît au kava des propriétés susceptibles de diminuer l'anxiété, le stress et l'agitation. On a même prétendu qu'il pouvait remplacer des anxiolitiques comme Ativan dans des cas d'anxiété modérée. Ce sont les kavalactones qu'on retrouve dans les racines de la plante qui lui confèrent ses propriétés sédatives et relaxantes.

LES ADAPTOGÈNES

> Les adaptogènes sont particulièrement efficaces pour combattre le stress dû à l'environnement et aux émotions fortes.

Les adaptogènes sont des plantes antistress qui contribuent à augmenter les défenses de l'organisme et l'énergie disponible, tout en améliorant les fonctions nerveuses et en aidant à réguler la pression sanguine et le glucose sanguin. Ces plantes sont particulièrement efficaces pour combattre le stress dû à l'environnement et aux émotions fortes.

Ginseng – *Panax*

On retrouve sous le nom de ginseng plusieurs variétés de plantes, dont l'éleuthérocoque ou ginseng sibérien (voir ci-dessous), mais les variétés qui nous intéressent ici sont du genre Panax, soit le ginseng asiatique *(Panax ginseng)* et le ginseng américain *(Panax quinquefolius)*, qui ont sensiblement les mêmes vertus. On utilise les racines, dont on fait surtout des capsules, mais on trouve aussi de la teinture de ginseng.

Prendre de 100 à 200 mg d'extrait normalisé (4 à 7 % de ginsénosides) deux fois par jour. L'Organisation mondiale de la santé (OMS) recommande de consommer le ginseng le matin, de préférence. Il est conseillé de ne pas en prendre plus de six semaines consécutives, car il peut causer de l'insomnie et augmenter la pression sanguine. Il n'est pas recommandé non plus aux femmes enceintes ou qui allaitent, et aux enfants de moins de 12 ans. Les gens qui souffrent de diabète et d'hypertension feraient bien de consulter un spécialiste avant de prendre du ginseng.

Le ginseng peut augmenter l'effet des stimulants naturels (café, thé, chocolat, etc.) et pourrait interagir avec les anticoagulants, les antipsychotiques, les hypoglycémiants, les stimulants du système nerveux central, les hormones de remplacement et les inhibiteurs de la monoamine-oxydase.

Éleuthérocoque
– Eleutherococcus senticosus

Le «ginseng sibérien» est de la même famille que les variétés ci-dessus, mais d'un genre botanique différent. On retrouve sa racine séchée en capsules ou en comprimés, en teinture, en extrait fluide ou solide.

Il est recommandé de cesser d'en prendre une à deux semaines à toutes les six à douze semaines. Consultez un spécialiste avant de prendre de l'éleuthérocoque si vous souffrez d'hypertension artérielle ou d'athérosclérose. Déconseillé aux femmes enceintes ou qui allaitent.

Chardon-Marie – *Silybum marianum*

Le chardon-Marie, qu'on appelle aussi «lait de Notre-Dame» ou «artichaut sauvage», est réputé surtout pour soulager les problèmes de foie. Or, on sait que la santé du foie peut jouer un rôle important dans le traitement de l'anxiété. Le foie est en effet un filtre qui nettoie le sang. Si l'épuration se fait mal, il peut s'ensuivre une mauvaise oxygénation du cerveau susceptible d'altérer le système nerveux, la pensée et la qualité du sommeil.

Remède traditionnel en usage depuis plus de deux millénaires, le chardon-Marie peut aussi aider à restaurer l'équilibre du foie endommagé par l'alcool et l'abus de médicaments, notamment les benzodiazépines (voir p. 39).

Le chardon-Marie se vend en extrait normalisé et en mélange de silymarine (ou silybine) et de phosphatidylcholine. Suivre les indications de posologie.

Vous pouvez faire pousser du chardon-Marie dans votre jardin et en manger les feuilles jeunes en salade, mais leur concentration en silymarine est faible. Par ailleurs, les graines peuvent être rôties, moulues et servir de substitut au café (comme la chicorée, dont le chardon-Marie est un cousin).

D'AUTRES PLANTES BÉNÉFIQUES

La liste des plantes bénéfiques contre l'anxiété est loin de s'arrêter là. Les phytothérapeutes en recommandent plusieurs autres. Sans nous attarder aux détails, mentionnons :

- **contre le stress** : gotu kola *(Centella asiatica)*[3], scutellaire *(Scutellaria lateriflora)*, romarin *(Rosmarinus officinalis);*

3. La vente d'extraits de gotu kola est interdite au Canada, mais il est permis de vendre la plante telle quelle.

- contre l'insomnie : aubépine *(Crataegus oxyacantha)*, jujubier *(Zizyphus jujuba)*, lavande *(Lavandula angustifolia)*, lotier corniculé *(Lotus cornicaulatus)*, mélisse *(Melissa officinalis)*, schizandra *(Schisandra chinensis)*;
- pour la santé du foie : bardane *(Arctium lappa)*, artichaut *(Cynara scolymus)*, chrysantellum *(Chrysanthellum americanum)*, rhodolia *(Rhodolia rosea)*, marjolaine *(Origanum majorana)* et aspérule *(Asperula odororata)*.

L'AROMATHÉRAPIE ET LES HUILES ESSENTIELLES

La première utilité des huiles essentielles consiste à réduire l'anxiété à court terme.

Les odeurs agissent sur le cerveau, au point que certaines, agréables, peuvent nous inciter à respirer plus lentement et plus profondément, ce qui procure une détente tout à fait naturelle. C'est le fondement de l'aromathérapie, ou thérapie par les odeurs. Les huiles essentielles sont au cœur de cette méthode.

Les huiles essentielles sont des substances végétales odorantes extraites de certaines plantes et très concentrées. Et même si on dit que ce sont des huiles, elles ne contiennent aucun corps gras. L'avantage de ces huiles, c'est que non seulement elles peuvent répandre leur odeur bienfaisante dans l'air ambiant, mais aussi qu'on peut s'en servir pour des massages et des bains. On ne s'étonnera donc pas que leur première utilité consiste précisément à réduire l'anxiété à court terme.

On peut appliquer les huiles essentielles sur la peau, mélangées à des huiles de massage. Ou on peut simplement les respirer, répandues dans l'air par un diffuseur. On peut faire des combinaisons d'huiles essentielles pour créer des parfums subtils et très agréables.

Voici quelques huiles essentielles indiquées contre le stress et l'anxiété :

- **basilic** : stimulante et antidépressive, tonique pour le système nerveux; toujours appliquer diluée, surtout si vous avez une peau sensible;
- **bergamote** : sédative et antidépressive, tonique pour le système nerveux; peut irriter la peau sensible, éviter de s'exposer au soleil après usage;
- **camomille romaine** : agit sur les variations d'humeur dues au stress; bonne particulièrement pour la peau sèche et hypersensible; déconseillée durant les quatre premiers mois de la grossesse;
- **citronnelle** : anti-dépressive, calmante et relaxante; peut irriter la peau sensible; déconseillée aux femmes enceintes;
- **eucalyptus** : toujours la diluer; peut irriter la peau à usage fréquent; déconseillée en cas d'hypertension artérielle et d'épilepsie;
- **géranium** : tonifie et relaxe le système nerveux; convient à tous les types de peau;
- **gingembre** : tonique pour le système nerveux; utiliser diluée si vous avez la peau sensible;
- **lavande** : aide à combattre les variations d'humeur, à réguler le système nerveux et à calmer l'esprit; peut avoir un effet de somnolence en cas de basse pression;
- **myrrhe** : ses propriétés apaisantes favorisent la méditation; bonne pour la peau sèche, tendue ou brûlée par le soleil; peut faire office d'astringent pour la peau grasse;

- **santal** : bonne contre l'anxiété; adoucit la peau sèche;
- **sauge sclarée** : antistress, rajeunit la peau; peut produire des nausées; déconseillée aux femmes enceintes;
- **vétiver** : renforce le système nerveux central, soulage du stress aussi bien que de l'épuisement physique et mental; convient à la peau grasse;
- **ylang-ylang** : tonique pour le système nerveux central et sédative; bénéfique aux peaux grasses et sèches; plus efficace mélangée à d'autres huiles; son usage prolongé peut causer des maux de tête.

LES ÉLIXIRS FLORAUX

Certaines approches thérapeutiques ont recours aux plantes en vertu de théories controversées ou non vérifiées sur le plan scientifique. Tel est le cas des fleurs de Bach, qui pourraient soulager entre autres les symptômes de l'anxiété. Nous sommes ici dans le domaine des thérapies «énergétiques».

Les fleurs de Bach sont des élixirs, c'est-à-dire des mélanges d'eau, d'alcool et de fleurs méticuleusement choisies en vertu de leurs propriétés «vibratoires». La personne stressée ou anxieuse qui consomme un tel élixir pourrait constater un effet sur son propre «taux vibratoire». Le Dr Edward Bach (1886-1936), qui est considéré comme le créateur des élixirs floraux, a mis au point 38 remèdes floraux qui s'appliquent à une large gamme de déséquilibres émotifs.

Voici quelques fleurs de Bach qui agiraient sur le stress et l'anxiété : ajonc, charme, hélianthème, impatience, mimule, moutarde, plumbago et tremble.

Chapitre 7

Une vie plus saine

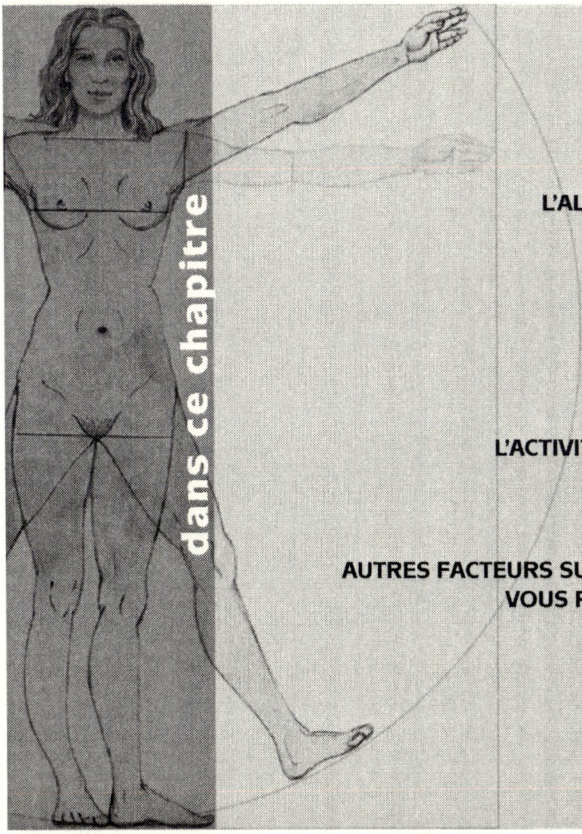

dans ce chapitre

Nous ne pouvons agir sur nos composants neurophysiologiques qui peuvent être à l'origine de notre anxiété, mais nous pouvons intervenir sur plusieurs facteurs circonstanciels qui l'entretiennent ou l'augmentent. Bien entendu, il y a toutes les sources de stress qui composent notre environnement auxquelles il est peut-être possible d'échapper (de temps en temps), mais, plus important, il y a trois domaines où nous pouvons apporter des changements bénéfiques et durables qui peuvent atténuer de beaucoup les symptômes de notre anxiété. Ces trois domaines sont l'alimentation, le sommeil et l'activité physique. Ce sont trois champs personnels qui déterminent pour une grande part notre qualité de vie, notre santé et notre plaisir de vivre.

L'ALIMENTATION

> Il y a des aliments anxiogènes, tout comme
> il y a des aliments qui ont l'effet contraire,
> contribuant à calmer et à détendre l'organisme.

Nos habitudes de consommation alimentaire comptent pour beaucoup dans notre état de santé physique et psychique, influant entre autres sur le fonctionnement de notre système nerveux, mais aussi sur notre mémoire et nos autres facultés mentales. Il y a ainsi des aliments anxiogènes, c'est-à-dire qui exercent un effet stimulant dont les personnes anxieuses n'ont vraiment pas besoin, tout comme il y a des aliments qui ont l'effet contraire, contribuant à calmer et à détendre l'organisme.

En outre, une mauvaise alimentation générale, surabondante, composée en majeure partie de gras saturés, de gras trans, de sucre (calories vides) et de sel, cause inévitablement des problèmes de santé et abrège la longévité : obésité, hypertension, hypercholestérolémie conduisent droit aux crises cardiaques et aux accidents vasculaires-cérébraux, sans compter les cancers de toutes sortes où l'alimentation apparaît de plus en plus comme un facteur non négligeable. Or, maladie et anxiété vont souvent de pair; la peur de la maladie, le diagnostic et les traitements sont tous des sources d'angoisse et d'inquiétudes qui peuvent durer longtemps.

En revanche, une bonne alimentation, donnant priorité aux fruits et aux légumes, harmonisant judicieusement les apports essentiels en nutriments (vitamines et minéraux, glucides, protéines et gras), favorise une bonne santé physique et mentale, condition d'équilibre indispensable pour faire face aux stress de la vie quotidienne et aux événements particulièrement anxiogènes qui parsèment notre existence.

Ces produits qui nous excitent...

> La tolérance à la caféine augmente avec l'usage, ce qui fait que de gros consommateurs de café peuvent ne pas en ressentir les effets excitants même à hautes doses.

Paradoxalement, la plupart des personnes anxieuses, au lieu de rechercher des aliments susceptibles de les calmer ou d'atténuer leur anxiété, ont tendance à consommer des substances stimulantes en abondance. Sont-ce ces substances qui causent l'état anxieux, ou l'état anxieux qui incite à consommer des stimulants ? C'est l'histoire de l'œuf et de la poule !

Le problème, c'est souvent que les stimulants ont entraîné une dépendance au fil du temps. C'est évidemment le cas du **tabac** (même si ce n'est pas un aliment), on le sait maintenant avec certitude. Pas besoin ici d'enfoncer le clou davantage en vous disant que fumer est dangereux pour la santé et qu'on n'a guère inventé mieux pour entretenir la nervosité et l'anxiété. Alors, vous savez ce que vous devez faire…

Voyons maintenant la **caféine**. Si vous êtes comme la majorité des Nord-Américains, vous prenez bien vos deux-trois tasses de café par jour. Or, la caféine sous toutes ses formes favorise les états physiologiques qui génèrent ou accroissent l'anxiété. La caféine augmente le taux de noradrénaline dans votre cerveau (c'est un neurotransmetteur qui vous tient alerte et bien éveillé), l'activité de votre système nerveux sympathique et le taux d'adrénaline inducteur de stress. En outre, la caféine dégrade la vitamine B_1, qui précisément combat le stress.

Vous voulez réduire votre consommation de caféine ? Il ne vous suffira peut-être pas de boire moins de café, car la caféine est présente dans bien des aliments… et dans certains médicaments. On trouve de la caféine dans le thé (en feuilles ou en sachet), dans les boissons gazeuses (les colas surtout) et dans le chocolat. Il y en a même un peu dans le café… décaféiné. Côté médicaments, on en trouve surtout dans des médicaments contre le rhume et des analgésiques.

Il peut être difficile de renoncer tout à fait à la caféine, car, comme nous l'avons mentionné, elle entraîne une accoutumance, donc des symptômes de sevrage à l'arrêt. De plus, la tolérance à la caféine augmente avec l'usage, ce qui fait que de gros consommateurs de café (ou de colas) peuvent ne pas en ressentir les effets excitants même à hautes doses. Conseil donc aux anxieux : réduisez dans la mesure du possible.

L'**alcool** est un autre excitant qui se passe de présentation. Seule chose importante à mentionner, c'est bien d'un excitant qu'il s'agit ici, non d'un sédatif, même s'il porte bien des gens à dormir après en avoir consommé. Recommandation forte aux anxieux : diminuez votre consommation et efforcez-vous de ne pas en boire avant d'aller vous coucher.

L'alcool amène tout naturellement à parler du **sucre**, puisqu'il en contient. Or, saviez-vous que le sucre favorise l'anxiété ? Une consommation de sucre élevée peut provoquer un déséquilibre du taux de glucose dans le sang… à la baisse. C'est l'hypoglycémie, une condition qui survient quelques heures après un repas quand le taux de glucose chute soudainement, par suite d'une tendance du pancréas à produire trop d'insuline. La réaction hypoglycémique peut également se produire en réaction au stress.

Le sujet éprouve divers symptômes qui s'apparentent beaucoup à ceux de l'anxiété : nervosité, tremblements, faiblesse, manque d'assurance, irritabilité, palpitations… C'est que ses glandes surrénales ont libéré de l'adrénaline et du cortisol, qui rendent plus anxieux, dans le but de rétablir l'équilibre de la glycémie.

Si vous êtes hypoglycémique, avez-vous noté que votre anxiété augmentait au moment de la chute du taux de glucose dans votre sang ? Pourriez-vous envisager de diminuer votre consommation de sucres simples pour réduire votre anxiété courante et augmenter votre sentiment de bien-être ? Les sucres simples, c'est principalement le sucre blanc raffiné qui se trouve dans la plupart des aliments transformés, tous les desserts bien entendu, mais aussi les boissons gazeuses. Efforcez-vous de remplacer les sucreries par des fruits frais (votre dent sucrée pourra y trouver son compte à la longue); pas de jus de fruits cependant ni de fruits séchés (dans lesquels la concentration de sucre est trop élevée).

Les **vitamines du groupe B** (abondantes dans une grande variété d'aliments), la **vitamine C** (dans les fruits et les légumes) et le **chrome** (un oligo-élément présent dans la levure de bière, les céréales et le pain complets) peuvent contribuer à stabiliser la glycémie.

Ces aliments qui nous détendent...

> Les vitamines du groupe B contribuent à protéger le système nerveux et à détendre le corps et l'esprit, atténuant la tension et l'irritabilité.

S'il y a des aliments stressants, il y a en revanche des aliments calmants. Ils agissent sur la sérotonine, un neurotransmetteur qui joue un rôle important dans la régulation du cycle sommeil-veille et le contrôle de l'anxiété. Ce sont principalement les **glucides**, renfermant des sucres complexes, qui sont à privilégier : pâtes alimentaires, pain et céréales complets surtout. Les légumes verts à feuilles, les légumineuses, le poisson, les fruits de mer, les graines et les noix contiennent aussi des nutriments antistress.

Nous avons mentionné les vitamines du groupe B, la vitamine C et le chrome pour leur capacité à stabiliser la glycémie, mais ces nutriments ont aussi leur mot à dire dans la lutte générale contre le stress et l'anxiété. Les **vitamines du groupe B** contribuent à protéger le système nerveux et à détendre le corps et l'esprit, atténuant la tension et l'irritabilité. Et elles sont essentielles pour transformer les glucides et les gras en énergie. Comme aliments riches en vitamines B, citons le germe de blé, les haricots secs, le brocoli, les graines de tournesol, les lentilles, les arachides et les noix.

La **vitamine C** décroît dans l'organisme sous l'effet du stress. Il convient donc d'augmenter l'apport de cette vitamine en mangeant surtout des fruits, comme des agrumes, des fraises, des kiwis et des tomates.

Outre le chrome, les minéraux à privilégier sont le **calcium** (produits laitiers, graines de sésame, chou, sardines), le **fer** (abats, viandes blanches, poisson, jaune d'œuf, légumes à feuilles vert foncé, abricots secs, légumineuses), le **magnésium** (légumes verts, céréales complètes, noix, poisson, algues), le **potassium** (fruits frais ou secs, légumes, légumineuses, céréales complètes) et le **zinc** (huîtres, fruits de mer, graines de sésame, noix, céréales).

Un régime sain pour une meilleure santé avec un minimum d'anxiété

> Les régimes amaigrissants sont générateurs d'anxiété, non seulement parce qu'ils échouent la plupart du temps, mais aussi parce qu'ils perturbent les apports nutritifs quotidiens.

Les aliments que nous venons de mentionner sont sains et devraient entrer dans la composition de menus polyvalents, mais il faut accorder la priorité aux fruits et aux légumes, c'est-à-dire en manger davantage par rapport aux autres groupes alimentaires. Les glucides devraient venir en deuxième. En diminuant par ailleurs votre consommation d'aliments transformés remplis de gras saturés et de sucres simples, vous devriez parvenir à trouver un équilibre bénéfique à votre état anxieux.

Cela dit, vous devez savoir que l'anxiété fait manger. Il semblerait que les petits stress dérèglent le mécanisme de l'appétit et qu'il faut manger pour diminuer l'anxiété. C'est une sorte de compensation que vous avez certainement déjà expérimentée. Par contre, les gros stress et les émotions très fortes auraient l'effet contraire.

Si vous êtes un anxieux chronique et mangez souvent pour vous calmer, vous avez peut-être un problème de surpoids qui vous prédispose à un mauvais état de santé général. Vous pouvez essayer de diminuer les sources de stress dans votre environnement, mais il vous est sûrement plus difficile d'arrêter de manger. Suggestion : pour combler vos fringales, remplacez les sucreries, croustilles et autres aliments de malbouffe par des fruits frais et des légumes crus; vous pourrez même en manger autant que vous le désirez sans les conséquences fâcheuses que votre surconsommation avait peut-être eues jusque-là.

Autre point important, les régimes amaigrissants sont générateurs d'anxiété, non seulement parce qu'ils échouent la plupart du temps, mais aussi parce qu'ils perturbent les apports nutritifs quotidiens. Les restrictions que vous devez vous imposer accroissent l'anxiété et vous privent de nutriments essentiels à votre santé. Pour maigrir et maintenir un poids santé, il n'y a pas 36 solutions : manger plus sainement et de façon plus équilibrée en permanence et faire de l'exercice pour brûler les calories absorbées. (Voir *Problèmes d'embonpoint*, dans la même collection).

Un mot enfin des boissons. Efforcez-vous de remplacer les boissons stimulantes et sucrées que vous consommez peut-être par des boissons plus neutres (de l'eau, tout simplement) ou des tisanes aux propriétés calmantes. Vous pouvez préparer des infusions de millepertuis, de valériane, de camomille, de tilleul et de la plupart des autres plantes mentionnées au chapitre 6; vous pouvez en faire des mélanges ou y ajouter du miel pour en varier le goût.

LE SOMMEIL

> Il y a toutes sortes de moyens naturels
> pour arriver à mieux dormir.

L'insomnie est l'un de signes d'anxiété les plus manifestes. Et tout au long de ce livre, bon nombre de traitements naturels suggérés visaient, en même temps qu'à combattre l'anxiété, à augmenter la qualité du sommeil. Nous avons par ailleurs abordé la question des somnifères (p. 40), en insistant sur leurs dangers et leur faible efficacité à long terme. Il y a par ailleurs toutes sortes de moyens naturels pour arriver à mieux dormir. Voici une série de conseils qui se rapportent directement à votre préparation au coucher et à l'environnement dans lequel vous dormez. Évidemment, plus vous aurez éliminé de sources de stress durant la journée, mieux vous dormirez.

Couchez-vous et levez-vous à heures fixes. La qualité du sommeil repose sur une horloge biologique interne qui s'accommode mal d'une variation constante des habitudes. Essayez de vous en tenir à votre horaire de sommeil quelles que soient les circonstances, même les fins de semaine.

Adoptez un rituel apaisant avant d'aller au lit. Vous risquez de mal dormir (ou de ne pas vous endormir du tout) si vous passez subitement d'une activité excitante à l'inaction totale. Votre rituel doit vous permettre de réduire votre stress, de vous calmer progressivement. Ce peut être prendre un bain, lire, regarder la télévision, discuter calmement, écouter de la musique... L'important est d'abaisser l'intensité des stimuli qui vous entourent.

Ne faites pas d'activité physique intensive en soirée, avant d'aller vous coucher. Faites plutôt de l'exercice durant la journée. C'est même souhaitable si vous désirez augmenter la durée de votre sommeil profond.

Évitez les stimulants durant la journée. Pas de café après midi, l'alcool avec modération. Prenez un repas léger le soir, ou attendez au moins deux à trois heures avant d'aller au lit après un repas plus lourd.

Consignez vos préoccupations avant d'aller dormir. Si vous avez des ennuis ou des préoccupations qui risquent de vous empêcher de dormir, écrivez-les avant de vous mettre au lit.

Aérez votre chambre et gardez-la fraîche pour la nuit. Baissez le thermostat au besoin, quitte à ajouter une couverture.

Veillez à ce que votre lit soit confortable. Il est possible qu'un mauvais matelas ou un sommier bruyant nuise à votre sommeil.

Dormez dans le calme. Cela ne signifie pas que le silence doit être total, mais que des bruits incongrus ou variables ne puissent pas perturber votre sommeil.

Proposez un traitement à votre conjoint si son ronflement vous empêche de dormir. Le ronflement se traite et il y a plusieurs moyens pour l'atténuer (voir *Problèmes de sommeil,* dans la même collection).

Réservez votre chambre à coucher au sommeil et à l'amour. Évitez de regarder la télévision ou de manger dans votre lit.

Visualisez ou méditez en cas d'insomnie. Au lieu de ressasser des obsessions et des idées préoccupantes qui vous empêchent de dormir, faites un exercice de visualisation ou de méditation (voir pp. 77-81).

Levez-vous et faites quelque chose en cas d'insomnie prolongée. Si vous n'arrivez vraiment pas à dormir, relevez-vous et trouvez une occupation; ne regagnez votre lit que quand vous aurez sommeil. Et levez-vous quand même à l'heure habituelle. Vous dormirez mieux la nuit suivante.

Rangez votre réveil s'il vous tient éveillé. Regarder l'heure incessamment peut prolonger les périodes d'insomnie. Rangez votre réveil dans une commode ou sous votre lit.

L'ACTIVITÉ PHYSIQUE

> L'activité physique régulière a un effet direct sur plusieurs facteurs qui caractérisent l'anxiété, contribuant à mieux lutter contre ce problème.

L'activité physique quotidienne est essentielle à une bonne santé. Et elle est particulièrement bénéfique à plus d'un titre chez les personnes stressées et anxieuses. Quand vous êtes anxieux, votre corps produit de l'adrénaline en quantité excessive; or, l'exercice physique permet d'évacuer ce trop-plein. De plus, il diminue la propension à développer l'inquiétude en cas de phobies; il facilite ainsi la guérison des phobies. L'exercice physique sert également d'activité de diversion, recentrant l'esprit préoccupé par des pensées déformantes et irrationnelles sur la réalité immédiate des gestes à effectuer et de l'environnement dans lequel vous les faites. L'activité physique régulière a un effet direct sur plusieurs facteurs qui caractérisent l'anxiété, contribuant à mieux lutter contre ce problème.

Qu'elle soit aérobique (cardiovasculaire) ou musculaire, l'activité physique a inévitablement un effet de relaxation, comme dans l'exercice qui consiste à contracter et à relâcher successivement nos divers groupes musculaires (voir p. 72). Que ce soit en marchant, en joggant, en nageant, en pédalant ou même en montant des marches, des muscles se contractent et se détendent. Il en résulte une sensation de relaxation à la fin de l'exercice, donc moins de tension.

Le métabolisme s'accélère pendant l'exercice, les surplus d'adrénaline et de toxines qui gardent l'organisme en état d'excitation sont évacués. L'organisme brûle également des calories, ce qui peut contribuer à une perte de poids salutaire ou au maintien d'un poids santé. Vous dormirez mieux.

Le cerveau est mieux oxygéné, ce qui le rend plus alerte (donc plus capable de maîtriser les pensées) et facilite la concentration. On a également observé une augmentation du taux de sérotonine, ce neurotransmetteur qui contribue à atténuer les humeurs dépressives et l'anxiété.

L'exercice physique améliore la régulation du taux de sucre dans le sang, ce qui aide à combattre l'hypoglycémie dont les manifestations s'apparentent aux symptômes de l'anxiété (voir p. 104).

Sur le plan psychologique, on a pu constater que l'activité physique augmentait l'estime de soi (souvent déficiente chez les anxieux, notamment ceux qui souffrent de phobie sociale) et l'impression de maîtrise de l'anxiété.

Il n'est peut-être pas nécessaire que vous entrepreniez un programme d'activité physique en bonne et due forme. L'important est de bouger régulièrement et de faire travailler vos muscles chaque jour. Marcher pour faire des courses, jardiner, pelleter sont des activités physiques bénéfiques tout autant que des séances en gymnase. Mais comme ce sont des activités occasionnelles, vous devrez peut-être vous obliger à une routine d'exercice quotidienne. Visez au moins 30 minutes tous les jours (si possible, de l'aérobique et du musculaire), davantage si votre anxiété vous préoccupe beaucoup. Sachez aussi que l'exercice physique régulier ne peut que rendre plus efficaces les autres traitements auxquels vous vous soumettez pour votre anxiété.

AUTRES FACTEURS SUR LESQUELS VOUS POUVEZ AGIR

> La créativité peut être un moyen efficace de combattre l'anxiété.

Votre qualité de vie, donc votre équilibre personnel si important pour réduire votre anxiété, tient à beaucoup d'autres facteurs. Vos relations avec les autres, votre réseau social sont importants. Si votre anxiété perturbe vos activités, vous avez besoin de gens compréhensifs dans votre entourage. Cela ne veut pas dire qu'ils seront toujours d'accord avec vous, mais qu'ils seront capables de vous écouter, de vous aider à analyser vos problèmes et même de contribuer activement à leur résolution en participant aux traitements. Vous pouvez aussi chercher à entrer en contact avec des gens qui souffrent du même type d'anxiété que vous. Il y a des groupes d'entraide pour les anxieux (en général), les agoraphobes, les dépressifs (déprimés anonymes), les hypoglycémiques, les maniaco-dépressifs, etc. Consultez les bottins de ressources locales ou faites une recherche sur Internet.

Votre environnement physique vous cause-t-il un stress à la limite du supportable ? Il se peut que ce stress accentue votre anxiété, même s'il n'en est pas la cause. N'y gagneriez-vous pas à vivre dans un endroit moins bruyant, moins agité, moins pressurisant ? Vous devrez peut-être prendre des décisions importantes (changer d'emploi, déménager) pour y remédier. À vous d'évaluer si le stress du changement en vaut la peine (c'est-à-dire s'il n'y a pas risque qu'il augmente votre anxiété ou que, une fois le changement effectué, celle-ci sera toujours présente).

La créativité peut être un moyen efficace de combattre l'anxiété. Comme l'exercice physique, elle peut être un heureux dérivatif, un exutoire ou une soupape qui contribue à restaurer l'estime de soi. Votre travail est-il suffisamment créatif? Y aurait-il une activité de loisir vous permettant de vous exprimer sur le plan artistique (musique, peinture, danse, écriture, etc.) ?

Plusieurs spécialistes du stress et de l'anxiété abordent la question de la spiritualité. Évidemment, la foi ne se commande pas, mais certains événements assortis d'un très haut niveau d'anxiété amorcent parfois un tournant de vie majeur. Votre anxiété est peut-être une occasion de réfléchir sur les grands sujets qui préoccupent l'humanité (et les philosophes) depuis la nuit des temps : la vie, la mort, le bonheur, l'amour… Vous pouvez peut-être envisager un séjour dans un lieu de retraite (sans aucune obligation de participer à des manifestations religieuses) ou des rencontres avec des gens qui pourraient vous inspirer ou vous aider à entreprendre une démarche d'ordre spirituel.

Conclusion

L'anxiété est un véritable «mal du siècle». Non pas que nos ancêtres ne souffraient pas de stress et d'anxiété – leur vie n'était pas moins facile que la nôtre –, mais l'aisance matérielle que nous connaissons en plus grand nombre aujourd'hui et sans doute notre difficulté de nous adapter aux changements constants nous ont rendus plus vulnérables aux maladies de l'âme. Car l'anxiété n'est pas le résultat d'un agent pathogène ni d'un dysfonctionnement organique (sauf exception dans le cas de certains troubles anxieux). C'est un état. Un état difficile à identifier avec précision, variable comme l'humeur, difficile à traiter aussi.

En y réfléchissant bien, nous pouvons constater qu'il y a des forces sournoises en nous, qui viennent de nous et qui nous font du tort. Nous savons cependant que nous sommes jusqu'à un certain point responsables de ce que nous sommes. Autrement dit que nous pouvons influer librement et favorablement sur cet état qui, de prime abord, nous apparaissait comme une fatalité.

Nous pouvons agir seuls, mais le plus souvent nous avons besoin des autres. Ils sont nombreux, dans le champ des maladies de l'âme, à offrir leurs services pour nous dépanner, nous soulager et même nous guérir. Les sciences ont permis de belles avancées dans la connaissance de ces maladies, mais les marchands de relation d'aide et de produits miracles ont envahi la place en nous promettant de nous soigner comme on traite un rhume ou on panse une plaie. Les abus de confiance sont à la clé dans ce commerce et, malheureusement, ils ne génèrent que plus d'anxiété et de méfiance.

Or, la confiance est primordiale dans le traitement de l'anxiété. Confiance en soi et confiance en d'autres. Se prendre en main certes, mais compter aussi sur les autres, des personnes dignes de confiance. Et aussi, entretenir sa confiance en la nature, qui sait faire les choses, patiemment et résolument, et qui est à la source de ce que l'on appelle l'autoguérison.

Nous espérons simplement que ce livre vous aura mieux renseigné sur ce mal qui vous accable et vous aura ouvert des voies que vous saurez explorer pour accéder à ce mieux-être et à cette sérénité auxquels vous aspirez sûrement.

Index

Table des matières

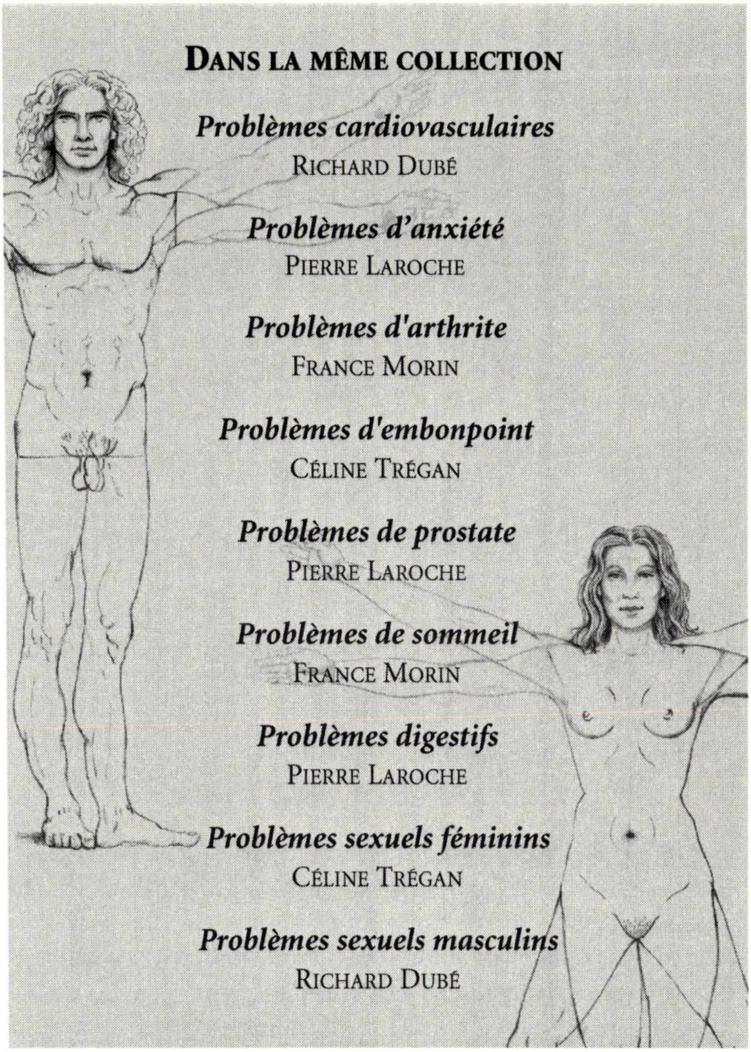

DANS LA MÊME COLLECTION

Problèmes cardiovasculaires
RICHARD DUBÉ

Problèmes d'anxiété
PIERRE LAROCHE

Problèmes d'arthrite
FRANCE MORIN

Problèmes d'embonpoint
CÉLINE TRÉGAN

Problèmes de prostate
PIERRE LAROCHE

Problèmes de sommeil
FRANCE MORIN

Problèmes digestifs
PIERRE LAROCHE

Problèmes sexuels féminins
CÉLINE TRÉGAN

Problèmes sexuels masculins
RICHARD DUBÉ

Voir la description de chaque livre ⇨

DISPONIBLE EN LIBRAIRIE OU PAR COMMANDE TÉLÉPHONIQUE

sans frais **1 866 332-2303**
carte de crédit seulement

Des solutions naturelles ont permis à des milliers de personnes souffrant d'arthrite de soulager leurs douleurs.

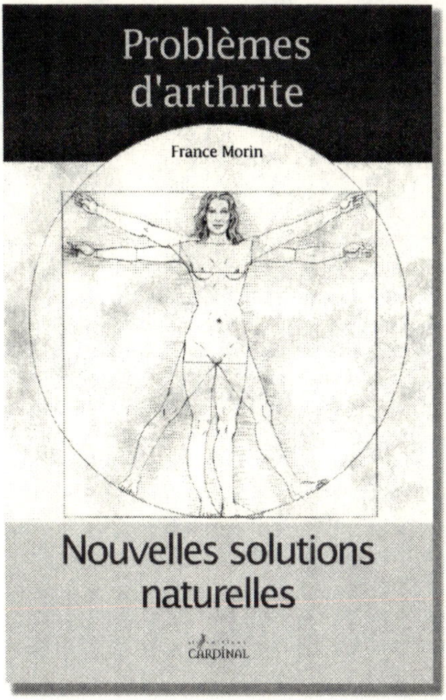

Si vous avez atteint la cinquantaine et que vous n'avez jamais souffert de douleurs articulaires, il y a peu de chances que vous soyez épargné par l'arthrose, la plus répandue des maladies arthritiques. On compte environ une centaine de ces maladies dont les formes les plus courantes, celles auxquelles nous nous intéressons dans ce livre, sont la polyarthrite rhumatoïde et l'arthrose. Or, la médecine les considère toujours comme incurables et n'a que peu de solutions à offrir aux personnes qui en souffrent.

Il existe pourtant plusieurs traitements naturels capables d'en soulager les douleurs et, dans certains cas, de les faire disparaître complètement. Parmi celles-ci, ce livre vous propose deux approches expérimentées par des médecins américains, qui ont donné des résultats surprenants. Il vous présente en outre un éventail de moyens vraiment naturels, plantes, suppléments alimentaires et méthode antistress, qui ont apporté à des arthritiques la détente et le soulagement auxquels ils aspiraient.

La santé de la prostate est cruciale à l'âge mûr.

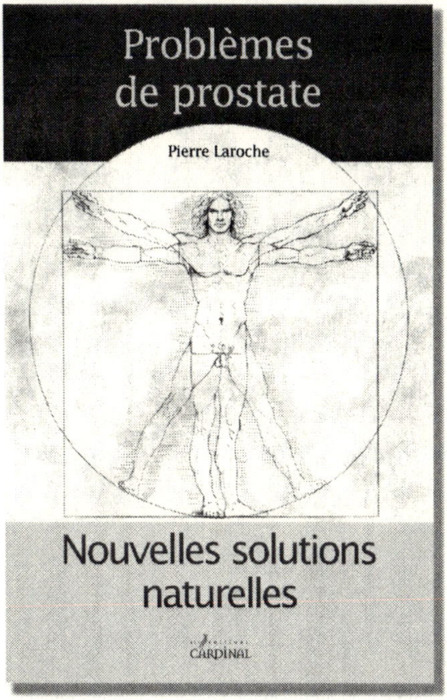

L'hypertrophie bénigne de la prostate, ou HBP, affecte plus de la moitié des Canadiens dans la soixantaine. Le cancer de la prostate, le plus répandu chez les hommes après le cancer de la peau, inquiète lui aussi. Et la prostate, cette petite glande relativement méconnue, peut faire l'objet d'infections ou d'inflammation (prostatite).

La médecine classique offre surtout des médicaments et des traitements chirurgicaux en réponse à ces problèmes, mais il existe aussi de nombreux moyens naturels pour les prévenir et les traiter. Certaines plantes, comme les baies du chou palmiste nain, l'ortie et le prunier d'Afrique, peuvent soulager des symptômes de l'HBP.

Ce livre répond à plusieurs questions que bien des hommes se posent, tout particulièrement à propos du contrôle urinaire et de l'impuissance associés aux problèmes de prostate. Il propose en outre une gamme de solutions naturelles, qui constituent autant de choix différents des traitements conventionnels ou qui améliorent l'efficacité de ces derniers.

Ce que nous mangeons est la première cause de nos problèmes digestifs.

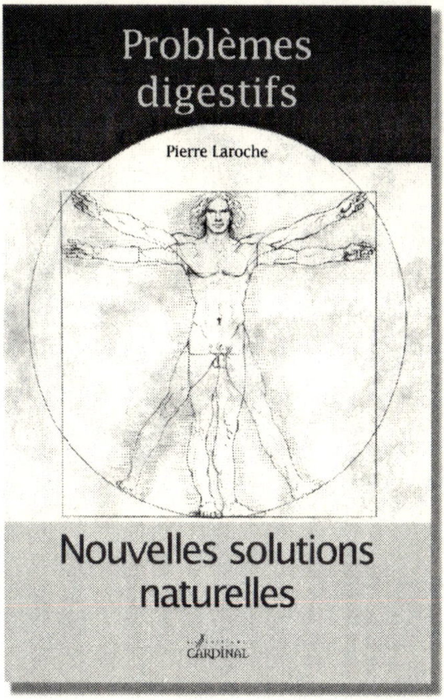

Indigestion, gaz, constipation, diarrhée, peu d'entre nous échappent à ces malaises digestifs au cours de leur vie. Parfois même, ces problèmes deviennent chroniques. Une meilleure connaissance et une surveillance accrue de notre alimentation est au cœur des moyens pour les prévenir et les éliminer, mais la maîtrise du stress joue aussi un rôle non négligeable. Il existe par ailleurs une vaste gamme de moyens tout à fait naturels pour soulager les symptômes qui en découlent et se soigner.

Ce livre présente un inventaire des problèmes digestifs les plus courants et des solutions naturelles les plus appropriées pour soulager et prévenir chacun d'eux. Ce tour d'horizon vous aidera grandement à savoir ce que vous pouvez faire pour atténuer vos malaises digestifs ou améliorer les effets de vos traitements médicaux.